近代名医珍本医书重刊大系
（第一辑）

太素脉诀全书

梅寄鹤　著

姜乃丹　点校

天津出版传媒集团

天津科学技术出版社

图书在版编目（CIP）数据

太素脉诀全书 / 梅寄鹤著；姜乃丹点校. -- 天津：
天津科学技术出版社, 2023.3（2024.9重印）
（近代名医珍本医书重刊大系）

ISBN 978 - 7 - 5742 - 1005 - 9

Ⅰ.①太… Ⅱ.①梅… ②姜… Ⅲ.①太素脉—研究
Ⅳ.①R 241.1

中国国家版本馆CIP数据核字（2023）第051322号

太素脉诀全书
TAISU MAIJUE QUANSHU
策划编辑：刘　鹋
责任编辑：梁　旭
责任印制：兰　毅

出　　　版：天津出版传媒集团
　　　　　　天津科学技术出版社
地　　　址：天津市西康路35号
邮　　　编：300051
电　　　话：（022）23332392（发行科）23332377（编辑部）
网　　　址：www.tjkjcbs.com.cn
发　　　行：新华书店经销
印　　　刷：河北环京美印刷有限公司

开本 880 × 1230　1/32　印张6.5　字数115 000
2024年9月第1版第3次印刷
定价：58.00元

读名家经典
悟中医之道

扫描本书二维码，获取以下正版专属资源

本书音频 畅享听书乐趣，让阅读更高效

走近名医 学习名家医案，提升中医思维

方剂歌诀 牢记常用歌诀，领悟方剂智慧

- **读书记录册**
  记录学习心得与体会

- **读者交流群**
  与书友探讨中医话题

- **中医参考书**
  一步步精进中医技能

扫码添加智能阅读向导
帮你找到学习中医的好方法！

操作步骤指南 | ①微信扫描上方二维码，选取所需资源。
| ②如需重复使用，可再次扫码或将其添加到微信"📦收藏"。

序　言

太素脉这脉诀，并不是什么神秘的法术，乃是中国古代留传的精微而有征验的脉学。一向因没有人去注意，使这真正的国粹隐没不彰，甚至视为迷信与诞妄，只当作一种江湖上的技术，实在很可惜而又痛心！中国人素来不甚注重医学卫生，把医生当作江湖技士，常常是"医卜星相"并称，以为医学只是星相一类的技术，没有多大了不得之处，大人先生，读书士子，都把医学当作方技，不肯加以研究。我们且看历代遗留下来的史书，哪一代不把医学列入方技之流，由此可知中国人之轻视医者，实是达于极点的了。因医学有关民族之强弱，故欧美各国，莫不重视医学与卫生，做医生的，视为神圣清高无上的职业；而我中国郄与之相反，直把医学混入星相之中，混称是"医卜星相。"这样，一直混了数千年，混得民弱国弱，人民的死亡率超过于世界各国，寻根究底，不都是受了"医卜星相"这个混称之害啊！

这精微而有征验的脉学——太素脉，或者因切脉推断富贵、贫贱、穷通、祸福之故，就被误认为命相一流，导人迷信的技术，不大有人去注意。清朝的吴江徐灵胎先生，可也算得博学多能，医界中一位杰出的人才了。但他对于这太素脉，郄也一百二十个不相信，直斥为方士惑人之术。徐先生尚且如是，别的自不消说得。他做医生的尚且如是，不是医生更不消说得；如是如是，难怪古代精微的脉学，要隐没不彰，无人注意了。未加研究，先肆批评，这本来是中国人之通病，徐先生但研究了伤寒百病之脉，而没有研究太素脉；我想，倘使他研究了太素而一加试验，这"惑人之术"一句话，或者不会出于其口的。唉！目今的中国，像徐灵胎一类的人，恐怕是更多了，太素脉之被视为古董——有人说，古董即国粹之代名词，不知此言的当否？——或"惑人之术，"又何必怪。

论理，凡是一种学说，不论古时的或现代的，我人在未加研究，不曾彻底明白以前，是不易遽加批评的。太素脉之是否为惑人之术？现在姑不辩论。我们且就单方面着想，古人发明一种学说，著书立说，一直千百年留传下来，有许多名贵的书籍替他记述，假使是学理不足，说数虚妄，这样的书本子，恐怕不会遗留到现在吧。

譬如爱因斯坦的《相对论》，当他发明的辰光，未经过许多学者研究与证实以前，怕不会就有人说他是对的吧。所以太素脉自有它的精微的学理，和正确而应验的推断，脉诀中明白告诉我们，得富脉者发财，见贱脉的求乞，脉清必通，脉浊必困，我们只须半小时的光阴，三个指头的诊察，就能把穷通、贵贱推断出来，没有差错，当场可试，不是魔术，不是迷信，是确确实实的，合哲学、心理学、生理学、病理学等的太素脉学。它与哲学、心理学、生理学、病理学等都有关系，倒并不是胡说，我来举出几条脉理来证明一下：

心脉洪秀，至数足而有力；肝、胆脉应指如筝弦一般，清长流利，大小停匀者，主富而且贵，富贵两全者，必不猥琐庸弱，形神衰疲，其人定具健全之体格，坚强之心志，灵敏之脑经，刚果之肝胆，有作为，有勇气，遇事能不折不挠，艰苦奋斗，必要成而后已，所以能成功一种大事业，而致富贵两全。若凭脉象来说，心脉洪秀，至数足而有力者，便是心力充足，具有不折不挠之志之征。肝胆脉清长流利，大小停匀，乃是肝胆二经都好，谋虑得周，决断得定，敢作敢为，故能奋斗而成功大事业，登上富贵双全的宝座。假使其人脑力呆钝，意志薄弱，首鼠两端，无断无勇，再加上个不健全的体格，他的寸关尺六部中，决不会有好脉象，决干不出大事业而致富贵的。

左右两肾脉沉硕清长，脉形分明，息数匀停着，主寿长多子。人身的两肾，本是藏精之府，为转输气血，敷荣经脉之重要机关，肾脏强壮，自然精液生旺，气血充足，经脉和融，身体坚实，百病不能侵害，故得长寿。精力充，肾气强，性交时自能兴奋持久，射精足而

3

有力，精虫活泼异常，发展生殖机能，入于对方之子宫，容易受孕成胎，多生孩子呢。肾脉沉硕清长，息数匀停，便是肾脏有力之征。

脉来六部混杂，心脉或粗或涩，或应指纷乱如撒沙的，此为贼脉。有一首论脉诗，说："指下纷纷似撒沙，心宫粗涩是奸邪。若非屠狗椎牛辈，定是穿窬老贼家。"我们知道一个贼，并不是生下来就会做贼的，他的偷盗别人财物，多半为的饥寒而起。贼之为贼，受着不可抵抗的饥寒所驱迫，起歹念偷了人家的东西；但是偷盗以后，他也知道这是不道德的，这要犯罪的，心常常在惴惧着，只怕被人家觉察，捉将去吃官司受罪。他因畏惧之故，神经常起扰动，一颗心跳荡不得安宁，风声鹤唳似的，所怕有人来拿捉。心脉本属相通的，神经扰动，心不宁静，脉形自然也纷乱起来，此理是浅而易见的。

上面所引的三条，脉理与心理学，生理学等颇有相合之处，即此可以证明，这太素脉实在是根据人之脉理而推断，并不是荒唐迷信的。星命之学，但把人诞生时的年月日时八个字推来算去，无论算到何时，终没得一点形象拿来证明，这是空虚的，渺茫的，不比太素脉有种种脉的形象，可以拿它作证。由此可知太素之与星命，一则是虚空的，渺茫的，一则是确实的，合理的，大有上天下地之别，万不能混为一类。并且太素脉中有

4

许多条的脉理，大都与医学卫生有关，如第四编的"四季摄生法"，第五编的"七表八里脉"，对于卫生和病理方面，也都分说得很明白，我们研究太素以后，不但推察出了穷通，贵贱，还能够知道一点卫生的好处，疾病的可怕，无病可以预防，有病立即医治，不要船到江心才行补漏。太素脉与人既有如是重大之关系，我们应该要注意到，拿它来研究一番才好。

人，既成了天地间一个人，那么，对于最关系于人的富贵、贫贱、穷通、祸福、壮健、衰弱、疾病、死亡等，一生一世，谁也不能跳出这几个或一个的圈子，谁也不能把这几种或一种的关系洒脱得干干净净。一个人有先富后贫的；有先穷后达的；有祸中得福的；有乐中取祸的；……凡此种种，我人实不易预知，惟有精微而含有心理、哲理等的太素脉，它能够很详明地告诉我，有财，我可去奋斗得来，有祸，我可以洁身引避，太素之好处说不尽，太素之微妙说不尽，加以研究，实在可说有利而无害。

所以我们把太素脉研究明白了，不必学江湖卖艺之流，把这点脉学去炫人，替人推断吉凶祸福，先替自家诊察一番，此身眼前如何如何，将来如何如何，做人也得有一点把握，免郐误走歧途，弄得进退两难，没有良好的收场，这其中已得益不少哩。

中国的医学，摇摇欲仆的中国医学，现在正有几派人架起大炮对准着它，有的说：轰！轰！把它完全轰毁了吧！废弃国医国药。有的说：轰，不必尽毁，只须去旧换新，将他改造一番，中医科学化，自还可用。对于这两派的说数，到底谁说得对，我可不能脱离了本文的题目，而来浪加评论。只就本书来说，当此中医受人攻击，风雨飘摇，大家提议改良之际，本书中仍有阴阳生克，五运六气等说，不是太涉空泛腐化，背了时代大开倒车么？若有人对本书下这样的批评，不能说他是没有理由，便是编者也不能否认。

但编者所须声明者，本书中之列入阴阳生克，五运六气等说，并不是有心背了时代开倒车，不过拿它来供做参考，借以知道古代的学说是这样的，我们如真个要改良中国的医学，对于这一类的学说，应该用什么方法来改革它？或完全打倒它？凡系一种学说，不论它是好，是歹，是真实或虚空，必须要经过一番研究与探讨，彻底明白了它的全部分，然后才能批评下断，用一种真实的理和力来拥护或摧毁，这才人无闲言，合理适当。若但看了一个轮廓，研究了一个片段，空口乱说它好或不好，这都是不平衡，无人肯相信而折服的。

我说这些话，诸位可不能误会我的意思，说我死抱住了阴阳生克，替它做护身符，我不过持平的来说，要人彻底研究罢了。编者还有一点意见，据我个人研究的结果，这阴阳生克等说，只是学术上一种替代的名词，大致与算学中的公文、符号、差不多，用来帮助学术上的理解力的，虽不能说它有甚大道理，但也不是完全没用；我们正不必迷信它或将它排斥，有用的地方，不妨拿它用用，用不着的地方，也无须将它拉扯进去，这是最最允当，不知此话说得对么？

　　我们研究太素，并不希望有大富大贵之好脉象，而去做官发财，只要如上面说过的，能替自家诊脉，推察出一点穷、通、祸、福来，免得茫无适从，迷了人生的途径。我们把脉理研究明白，不但可以指点方向，趋吉避凶；兼能得到医学卫生的常识，对于身体疾病，知所预防，这实是人人所不可忽视的。

　　有人问："照你这等说法，这个太素脉是万试万灵，个个应验的了？"我说：若使个个应验而无差讹，也不成其为太素脉，真要变做神仙的法术哩。假定某人先诊得寿元长久之脉，而他却沉迷酒色，纵欲无度，不知保养，把身体日加戕害，不到中年早已夭亡了，怎能够寿至耄耋，这便是太素脉不应验之故。

　　又如诊得贫贱之脉，那人因恨太素说他贫贱，偏偏有心保养好身体，打叠起全副精神，去和艰难困苦的环境奋斗，奋斗的结果，却挣得不少财产，因贫转富，这又是太素不应验的缘故。不过此时若再诊那人之脉，一定和以前大不相同，因为以前困苦，现在快乐，以前贫，现在富，以前脉见迟涩，现在脉见清畅，心、脉随人境遇而移易，这是学理上必然而无错的。

我们研究太素脉，通透彻明了这层道理，定然灵机开悟，三指一按，指下没有遁形，推断贫富，贵贱，吉凶，福祸，应验如神。

记得我的先师杨先生在日，曾在一部命书上题过几首诗，中有几句道："命好难逢天雨粟。"他的意思是说，你的命无论好到如何地步，总要自己振作精神去做事，才能赚钱发福，应着你的好八字。若但凭命好，每日只在家里坐着，不操心思，不动手脚，天上决不会落下米来给你做饭吃的。我现在要套他的话意，说一句"脉富难逢地出金"。假使诊得你的脉要发财的，你恃了自己好脉象，以为横竖早晚总要发财，天天吃着白相，什么事都不去做，临了弄得困苦异常，走上了失败之路，却怪太素脉没有应验，这是错误的。太素脉无灵！不，太素脉是灵验的，只是你自己无灵。机会与命运，本来与闪电仿佛，一霎眼就要过去，得了好的脉象，有好的命运来扶助你，好的机会来帮凑你，你却把它推开去，贪吃懒做，自甘堕落，这是人负太素，不是太素负人呢。我们首先了解此意，而后研究太素，保可诊无不明，断无不验。

本书是专供给一般不明脉理，未入其门——太素之门——的研究而编的，所以文字不尚深奥，理论但求明白浅显，使得人人易读易懂，可自家诊脉推断，故题名为《太素脉诀全书》。苟能熟读研究精明，不但入了太素之门，且得踏上中国医学之阶梯，那时更取内难诸经，伤寒论著，古方书等类而精研之，便是切脉论症，用药施治，也有何难呢？不过编者所要声明的，脉理千端万绪，有大纲之脉，有相兼之脉，有变异之脉，实不能在这一本小册子之中收罗得一无遗漏，编者读书不博，精力有限，疏漏之处，在所难免，这要望读者自去注意考索。并且脉理种种不一，变化多端，研究时要神明会通，不能"刻舟求剑"。

太素脉包含哲学、心理学、生理学、病理学等，我在上面曾经说及，这话并不是我替太素脉吹牛，实在是正确的。我自愧没得这般大学问，把哲学、心理学等融合在脉理之中，编一本更好的太素脉专书，拿来贡献给我国人。我现在只有一点"抛砖引玉"的意思，希望这小册子问世以后，引起大家研究中国脉学的兴味，能得国医先进，海内宏博，根据我上文所说，编一部良好的太素脉诀，使中国脉学昌明，古代精微的学说不致隐没沦亡，这是编者所爇着心香，膜着双手而祝望的！

如或不嫌编者陋劣，赐以公正的批评，诚意的指导，也是万分欢迎！

二四年九月季莩氏撰于上海中西书局编辑室

目 录

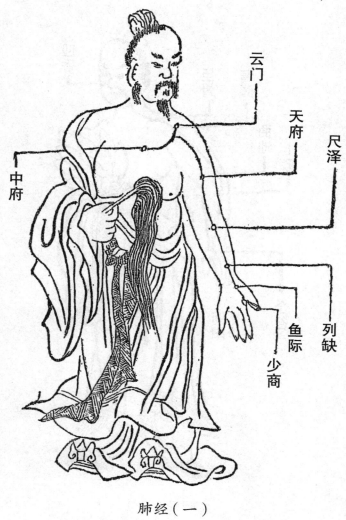

云门

天府

尺泽

中府

列缺

鱼际

少商

肺经（一）

1

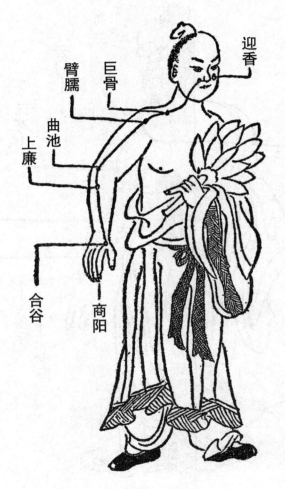

迎香

巨骨

臂臑

曲池

上廉

合谷

商阳

大肠经（二）

2

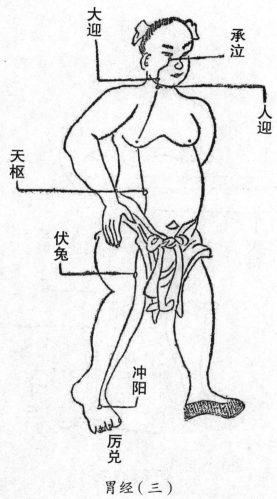

大迎

承泣

人迎

天枢

伏兔

冲阳

厉兑

胃经（三）

3

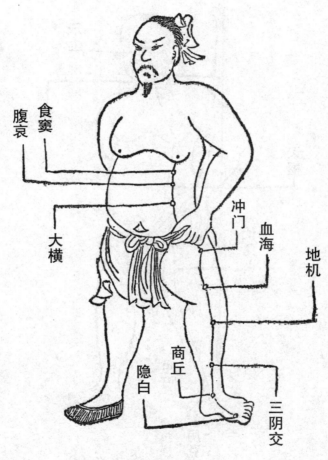

食窦
腹哀
大横
冲门
血海
地机
商丘
隐白
三阴交

脾经（四）

4

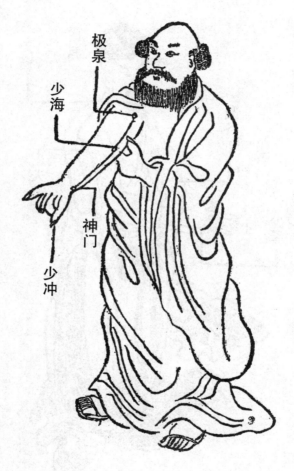

极泉

少海

神门

少冲

心经（五）

5

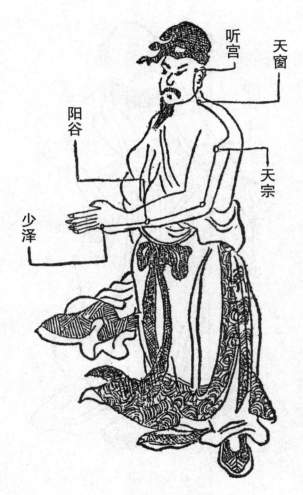

听宫　天窗

阳谷

天宗

少泽

小肠经（六）

6

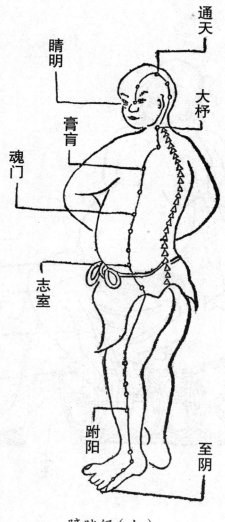

通天

睛明

大杼

膏肓

魂门

志室

跗阳

至阴

膀胱经（七）

7

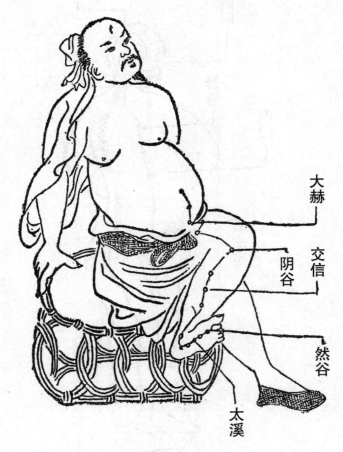

大赫

交信

阴谷

然谷

太溪

肾经（八）

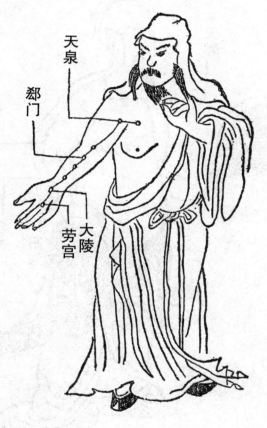

天泉

郄门

大陵

劳宫

心包经（九）

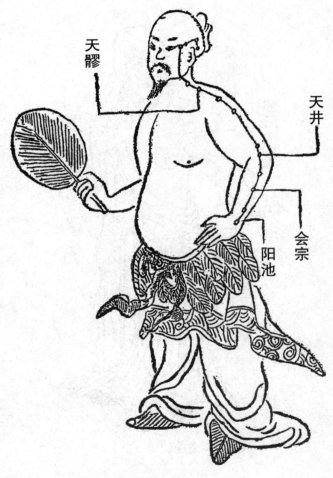

天髎

天井

会宗

阳池

三焦经（十）

10

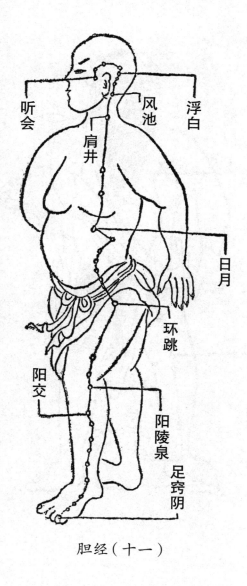

听会　风池　浮白

肩井

日月

环跳

阳交

阳陵泉　足窍阴

胆经（十一）

11

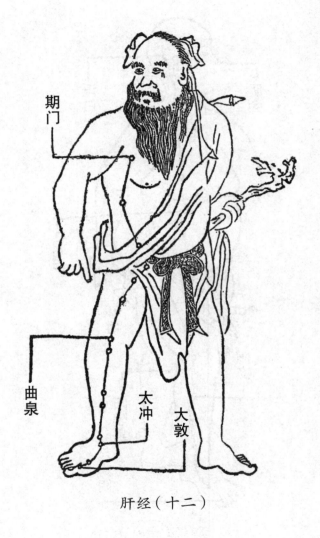

期门

曲泉

太冲

大敦

肝经（十二）

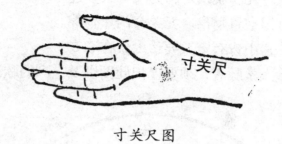

寸关尺图

小肠
心
胆肝
膀
胱肾

大肠肺
脾胃
命三
门焦
心包

十二脏腑之部位图

13

命宫心部小肠迁，官禄肝经胆福全。
肾上寿元膀胱疾。肺为父母夫妻连。
脾宫田宅胃财帛。兄弟命门焦仆绵。
十二宫中皆有定。要诊太素在心专。
凡诊太素脉者，须要谨记此图以及上列的歌诀。

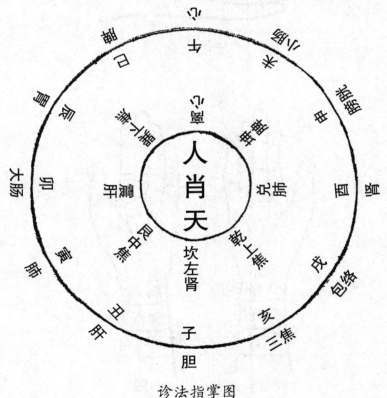

诊法指掌图

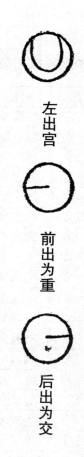

左出宫

前出为重

后出为交

推六脉出宫重交图

　　上为出宫之形，看在何部，少定克应。如肾部脉出宫，脉占表，是为膀胱，属未，应亥卯未日时；脉占里，是为肾脉，属午，应寅午戌日时；若表里俱出，应在即日，重主过去，交主未来，克应如前法以三合

15

定之。

太素岁运所属五脏表

心部	肝部	脾部	肺部	命部	肾部
一岁	四岁	三〇岁	三四岁	三七岁	七岁
二岁	五岁	三一岁	三五岁	三八岁	八岁
三岁	六岁	三二岁	三六岁	三九岁	九岁
十岁	十四岁	三三岁	四〇岁	四七岁	十七岁
十一岁	十五岁	四四岁	四一岁	四八岁	十八岁
十二岁	十六岁	四五岁	四二岁	四九岁	十九岁
十三岁	二〇岁	四六岁	四三岁	八七岁	二七岁
二四岁	二一岁	七四岁	七七岁	八八岁	二八岁
二五岁	二二岁	七五岁	七八岁	八九岁	二九岁
二六岁	二三岁	七六岁	七九岁	九四岁	五〇岁
五七岁	五四岁	八十岁	八四岁	九五岁	五一岁
五八岁	五五岁	八一岁	八五岁	九六岁	五二岁
五九岁	五六岁	八二岁	八六岁		五三岁
六四岁	六〇岁	八三岁	九〇岁		六七岁
六五岁	六一岁		九一岁		六八岁
六六岁	六二岁		九二岁		六九岁
七〇岁	六三岁		九三岁		九七岁
七一岁					九八岁
七二岁					九九岁
七三岁					
一〇〇岁					

第一编　人身经脉

引　言

太素脉不是一种神祕的法术，人人都可研究的。不过入手之初，决非乱读几部脉诀就能了解，须要按着研究次序，逐步而进，首先当明了人身经脉起止，如何流走全身，如何归结，这是第一步入门之法。比方造屋，人身经脉就是建造根基，若使下边基础未立，上面万不能造成一所稳固而完备的房屋。现在先把人身十二经脉、奇经八脉详细说明，或加注解，如能熟读贯通，再进而研究二十八脉和切脉方法，便容易心领神会，没有茫无头绪，无门可入之叹了。特列人身经脉于第一编。

十二经脉说明

肺脉第一

手太阴肺脉从中焦而起，下络大肠，还循胃口，上膈，入肺系，横从腋下臑内绕过，前行过心与心包脉，

1

下肘，入臂骨上廉，入寸口，上鱼际，[1]。至大指内侧爪甲根少商穴止。支络从腕后穿出，接连次指，交手阳明大肠脉。

大肠脉第二

手阳明大肠脉，从次指内侧商阳穴而起，循指上廉，出合谷穴，在两指岐骨两筋中间行过去，过阳溪谷穴，无循臂入肘外廉，行臑外廉，上肩髃前廉柱骨旁，与其他五阳经会于大椎。下入缺盆，[2]络肺，下膈，属大肠。支络从缺盆上入颈，斜穿两颊，夹鼻孔，下齿，至迎香[3]而尽，与足阳明胃脉交。

胃脉第三

足阳明胃脉起在鼻頞，下循鼻外，入上齿，环绕嘴唇，挟口，交下唇承浆穴，走颐后大迎，颊车，[4]过耳前发际，至额颅而止。支络循喉咙，缺盆，入下膈，属胃，络脾。直的下乳，挟脐。又支起胃口，循腹里，下行气街，[5]由髀关下膝盖，循胫外廉，至足跗，入足中指，从中指入大指，至厉兑穴而尽，交足太阴脾脉。

脾脉第四

足太阴脾脉起足大指，循指里侧白肉际，过核骨[6]后，内踝前，上足踹，循胫、膝、股里入腹中，属脾，络胃，上膈，挟咽，连舌本，散舌下。支络从胃注心。

心脉第五

手少阴心脉即从心起，下膈，络小肠。支络挟咽，连目系。直的出于心系，再上肺，下腋，循臑后廉出，行肺与心包之后，下肘，循臂，抵手掌后锐骨之端，至小指的少冲穴而止。

小肠脉第六

手太阳小肠脉，起小指之端少泽穴，循手外侧上腕，出踝中，上臂骨下廉，出肘内侧两筋中间臑后廉，出肩解，绕肩胛，交肩下，入缺盆。直络入心中，循嗌咽，下膈，抵胃，属小肠。支络从缺盆上颈颊，至目锐眦，入耳中。又支别颊。上䪼，[7]抵鼻，至目内眦，络颧，交足太阳膀胱脉。

膀胱脉第七

足太阳膀胱脉起目内眦，上额，交巅。支的从巅入耳上角。直的从巅络脑，还出下项，循肩膊，挟脊，抵腰，循膂，络肾，正属膀胱。一支穿臀入腘；一支从膊穿胛，挟脊，循髀，与入腘的一支相合而行，穿足腨，出踝，循京骨，至小指外侧的至阴穴而尽，与足少阴肾脉交。

肾脉第八

足少阴肾脉起小指之下，斜趋足心，出然谷，[8]循内踝，入足后跟，上腨腘内廉，上股内后廉，直贯脊，属肾，下络膀胱。直的从肾贯肝膈，入肺，挟舌本，循喉咙。支的上肺，络心，注胸中，交手厥阴公包脉。

心包脉第九

手厥阴心包脉起于胸中，属心包络，下膈，络三焦。支络出腋下，循臑内，在肺、心中间走过，入肘，下臂，过掌后，行掌心，从中指而出。又支从小指次指间行，与手少阳三焦脉交。

三焦脉第十

手少阳三焦脉，从小指次指之端而起，循腕表，出臂外两骨的天井穴，贯肘，循臑外，上肩，出胆经之后，入缺盆，布膻中，散络心包，下膈，属三焦。支络从膻中缺盆而出，上项，出耳上角，还屈下颊，至䪼。又支从耳后入耳中，出走耳前，过胆经的客主人穴，交两颊，至目锐眦，交足少阳胆脉。

胆脉第十一

足少阳胆脉起于两目锐眦，上抵头角，下耳后，循颈，行三焦之前，至肩郯，出三焦后，入缺盆中分支。一支从耳后入耳中，走耳前。又支别目锐眦，下大迎，合三焦，抵䪼，下颊车，下颈，再合缺盆，下胸，贯膈，络肝，属胆，循胁里，出气街，绕毛际，横入髀枢。直的从缺盆下腋，循季胁，过章门穴，下合髀枢，循髀外，行膀胱、胃脉之间，出膝外廉外辅骨，^{（9）}下抵绝骨，出外踝，循足跗，入小指次指之间。又支别跗入大指，循岐骨而出，与足厥阴肝脉交。

肝脉第十二

足厥阴肝脉是脉之所终结，起于大指丛毛之际，循足跗上廉，上内踝，出脾脉之后，入腘中，循股内，入阴毛中，绕过阴器，上抵小腹，挟胃，属肝，络胆，上贯膈，布胁肋，循喉咙之后，上入颃颡，连目系，出额，与督脉[10]会于顶巅的百会穴。支络再从目系而出，下行颊里，交环唇。又支从肝别贯膈，上肺，相交。

手三阴脉，从胸走手；手三阳脉，从手走头；足三阳脉，从头走足；足三阴脉，从足走腹。这是十二经脉流走总诀。阳明经多气又多血，太阳、厥阴经少气多血，太阴、少阴、少阳经都多气少血，这是十二经与气血的分别关系。

注：

（1）关前动脉为寸口，鱼际是一个穴名，在大指后有肉隆起之处。

（2）穴名，在肩上横骨陷中。

（3）穴名，在鼻孔旁五分处。

（4）耳下为颊车。大迎是一个穴名，即在颊车底下面。

（5）又名气冲，在少腹两旁各二寸横骨两端动脉宛宛中，

是足阳明胃穴。

（6）就是足大指后的圆骨。

（7）音拙，是眼下地方。

（8）穴名，在足内踝前下一寸陷中。

（9）即膝下两旁的高骨。

（10）参看奇经八脉中督脉的说明。

十二时辰流注十二经络说明

呼为阳而应天，呼出心与肺，吸为阴而应地，吸入肾与肝，立相六千七百五十息，是阴，六千七百五十息，是阳，荣卫相随，各行二十五度，六千七百五十周于身，漏水下百刻，人一日夜凡一万三千五百息，这是扁鹊所说的冲气，人人少不得的。人身五行之气，起始于中焦，传播于诸脉，十二时是这样流注的：

子时注胆。丑时注肝。寅时注肺。卯时注大肠。辰时注胃。巳时注脾。午时注心。未时注小肠。申时注膀胱。酉时注肾。戌时注心包络。亥时注三焦。

十二时辰循环流注，至寅时还复于肺。寅时就是平旦，上合天，鸡鸣，下合地，潮水，此气与天地同流，不能加一至或减一至，若有加减，人身便有寒热变化，所以古人拿它定吉凶，处百病，决死生，功名，贵贱，全候这一点消息。

人身的十二经脉，手三阴脉，（肺，心，心包）从藏走至手。手三阳脉（小肠，三焦，大肠）从手走至头。足三阳脉，（膀胱，胆，胃）从头下走至足。足三阴脉（脾，肾，肝）从足上走入腹。络脉传注，周流不息，始从中焦注手太阴肺，阳明大肠，大肠注足阳明胃，太阴脾，脾注手少阴心，太阳小肠，小肠注足太阳膀胱，少阴肾，肾注手厥阴心包，少阳三焦，三焦注足少阳胆，厥阴肝，肝还注手太阴肺经。

其气常以平旦为纪，准漏水下百刻，日夜流行，与天同度，终而复始。子时虽在十二支之首，其实要依寅时作准，寅时注肺，肺脉本从中焦而起，而合乎人生于寅的意思也。读了本篇，再行参看十二经脉说明，自然更易明了。

奇经八脉说明

八脉总说

人身上有经脉，有络脉，直行的叫作经，旁支的叫作络。经共十二，就是手三阴，三阳，足三阴，三阳。络共十五，乃是十二经各有一别络，脾脉另有一大络，合任冲二络，成为十五之数。总共二十七气，相随上下，如泉之流，如日月之行，不得休息。阴脉营于五藏，阳脉营于六府，阴阳相贯，如环无端，莫知其纪，终而复始，流溢之气，入于奇经，转相灌溉，内温藏府，外濡腠理。奇经共有八脉，不受十二正经拘制，也没表里配合，故而叫作奇经。

八脉是怎样的八种？就是阴维脉，阳维脉，阴跷脉，阳跷脉，冲脉，任脉，带脉，督脉。

阳维起于诸阳之会，由足外踝上行于卫分；阴维起于诸阴之交，由足内踝上行于营分，为一身之纲维，故名维。阳跷起于跟中，循外踝上行于身之左右；阴跷起于跟中，循内踝上行于身之左右，所以使机关之跷捷，故名跷。督脉起于会阴，循背行于身后，为阳脉之总督，故曰阳脉之海。任脉起于会阴，循腹行于身前，为阴脉之承任，故曰阴脉之海。冲脉起于会阴，夹脐而行，直冲于上，为诸脉之冲要，故曰十二经脉之海。带脉横围于腰，状如束带，总约诸脉，故曰带。阳维主一身之表，阴维主一身之里。阳跷主一身左右之阳，阴跷主一身左右之阴，督脉主身后之阳，任、冲主身前之阴，带脉横束诸脉，这是八脉总纲，以下再逐脉详细说明之。

阴维脉

阴维起于诸阴之交，其脉发于肾经筑宾穴，为阴维之郄，在内踝上五寸腨肉分中，上循股内廉，上行入小腹，会脾，肝，肾，胃脉于府舍。[1]上会脾脉于大横、腹哀。[2]循胁肋，会肝脉于期门。[3]上胸膈，挟咽，与任脉会于天突、廉泉，[4]上至顶前而终。共一十四穴。

阳维脉

阳维脉起于诸阳之会，发于膀胱金门穴，在足外踝下一寸五分，上外踝七寸，会胆脉于阳交，为阳维之隙。[5]循膝外廉，上髀厌，抵少腹侧，会胆脉于居髎。[6]循胁肋，斜上肘，上会大肠、小肠、膀胱脉于臂

8

臑。过肩，与三焦脉会于臑会、天髎。[7]却会三焦、胆、胃脉于肩井。[8]入肩后，会小肠、阳蹻于臑俞。[9]上循耳后，会三焦、胆脉于风池。[10]上脑空，[11]承灵，[12]正营，[13]目窗，[14]临泣，[15]下额，与三焦、胆、大肠，五脉会于阳白，[16]循头，入耳上，至本神[17]而止。共三十二穴。

阴蹻脉

阴蹻是肾之别脉，起于跟中胆脉然谷穴之后，同肾脉循内踝下照海穴，[18]上内踝之上二寸，以交信为隙。[19]直上循阴股，入阴，上循胸里，入缺盆，上出人迎之前，至喉咙，交贯冲脉，入頄内廉，上行属目内眦，与小肠、膀胱、胃、阳蹻五脉，会于睛明穴而上行。共八穴。

阳蹻脉

阳蹻是膀胱之别脉，起于跟中，出外踝，下膀胱之申脉穴，[20]当踝后绕跟，以仆参为本。[21]上外踝上三寸，以附阳为隙。[22]直上循股外廉，循胁后胛，上会小肠、阳维于臑俞。上行肩膊外廉，会大肠脉于巨骨。[23]会大肠、三焦脉于肩髃。上人迎，夹口吻，会大肠、胃、任脉于地仓。[24]同胃脉上行巨髎，[25]复会任脉于承泣，至目内眦，与小肠、膀胱、胃、阴蹻五脉会于睛明穴。从睛明上行入发际，下耳后，入风池而终。共二十二穴。

冲脉

冲是经脉之海，又名血海，其脉与任脉同起于少腹之内胞中。其浮而向外的，起于气街，并胃、肾二经之间，循腹上行，至横骨，[26]挟脐左右各五分，上行过大赫，[27]气穴，[28]四满，[29]中注，[30]肓俞，[31]商曲，[32]石关，[33]阴都，[34]通谷，[35]幽门，[36]至胸中而散。共二十四穴。

任脉

任为阴脉之海，起于中极之下，少腹之内，会阴之分，上行而外出，循曲骨，上毛际，至中极，同肝，脾，肾并行腹里，循关元，[37]历石门，[38]气海，[39]会胆、冲脉于阴交。[40]循神阙、水分，[41]会脾脉于下脘。过建里，[42]会小肠、三焦、胃脉于中脘。上上脘，巨阙，[43]鸠尾，[44]中庭，[45]膻中，玉堂，[46]紫宫，[47]华盖，[48]璇玑，[49]上喉咙，会阴维于天突、廉泉。上颐，循承浆，与大肠、胃、督脉会；环唇，上至龈，下龈交，复出分行，循面系两目下之中央，至承泣而终。共二十七穴。

督脉

督是阳脉之海，起于肾下胞中，至少腹，下行于腰横骨围之中央，系溺孔之端，男子循阴茎下至篡；女子络阴器，合篡间，俱绕篡后屏翳穴。别绕臀至肾，与膀胱中络者合肾上股内廉，由会阳[50]贯脊，会于长强穴。在骶骨端，与肾脉会并脊里，上行过腰俞，[51]阳关，[52]命门，[53]悬枢，[54]脊中，[55]中枢，[56]筋缩，[57]至阳，[58]灵台，[59]冲道，[60]身柱，[61]陶道，[62]大椎，[63]与小肠、三焦、大肠、膀胱、胆、胃脉会合。上哑门，[64]会阳维，入系舌本，上至风府，[65]会膀胱，阳维同入脑中，循脑户，强间，[66]后顶，上巅，过百会，[67]前顶，囟会，[68]上星，[69]至神庭，[70]为膀胱、督脉之会。循额中，至鼻柱，经素髎，（即鼻准）水沟，（即人中）会大肠、胃脉；至兑端，（即唇上端）入龈交，[71]与任脉、胃脉交会而终。共三十一穴。

又督脉之别络，自长强穴走任脉者，由小腹直上贯脐中央，上贯心，入喉，上颐，环唇，上系两目之下中央，会小肠脉于目内眦睛明穴。上额，与肝脉同会于巅，入络于脑。又别自脑下项，循肩胛，与小肠、膀胱、三焦脉会于大杼第一椎下两旁，去脊中一寸五分陷中，内挟脊，抵腰中，入循膂，络肾。

带脉

带脉起于季胁肝经之章门穴，同胆脉循带脉围身一周，如同束带。又与胆脉会于五枢，[72]维道。[73]共八穴。

以上是奇经八脉的分段说明，对于人身经穴，虽已有了七十三个注解，尚嫌未能详尽，若要依照脉络所过之处一一详注，恐怕万言也不能尽。本编是供给研究者初步入门之用，意在由浅入深，循序而进，如能将上项十二经脉，奇经八脉，逐段融会贯通，具下根基，便可进一步研究素问灵枢难经等类之书，尔时自会心眼相通，明白了解。又汪讱庵所著的十二经脉和奇经八脉歌诀，也是一个入门捷径，读者熟读本编以后，再读汪著经脉歌诀，理解力可得不少帮助。经穴如遇难解之处，可用铜人图做参考。

注：

（1）在腹哀下三寸，去腹中行四寸半。

（2）大横，在腹哀下一寸五分；腹哀，在日月下一寸五分，并去腹中行四寸半。

（3）在直乳下一寸半。

（4）天突，在结喉下四寸半宛宛中；廉泉，在结喉下二寸中央。

（5）在外踝上七寸。

（6）在章门下八寸监骨陷中。

（7）臑会，在肩前廉，去肩端三寸宛宛中。天髎，在缺盆中上毖骨际陷中央。

（8）在肩上陷中缺盆上大骨前一寸五分。

（9）在肩后大骨下胛上廉陷中。

（10）在耳后发际陷中。

（11）在承灵后一寸半，夹玉枕骨下陷中。

（12）在正营后一寸半。

（13）在目窗后一寸。

（14）在临泣后一寸。

（15）在瞳仁直，上入发际五分陷中。

（16）眉上一寸直瞳仁

相对。

（17）本神，直耳上入发际中。

（18）在内踝下五分。

（19）交信，在内踝骨上少阴前，太阴后廉筋骨间。

（20）在外踝下五分陷中。

（21）在跟骨下陷中。

（22）在外踝上三寸，足太阳之穴。

（23）在肩尖上行两叉骨螺间陷中。

（24）夹口吻旁四分外，下有微脉动处。

（25）夹鼻孔旁八分，直瞳子，平人中。

（26）足阳明去腹中行二寸，足少阴去腹中行五分，冲脉行于二经之间。横骨，在阴上横骨中，宛宛如偃月，去腹中行一寸半。

（27）在横骨上一寸，去腹中行一寸半。

（28）即胞门，又名子户，大赫上一寸，去腹中行一寸半。

（29）在气穴上一寸。

（30）在四满上一寸。

（31）在中注上一寸。

（32）在肓俞上一寸。

（33）在商曲上一寸。

（34）在石关上一寸。

（35）在阴都上一寸。

（36）在通谷上一寸，夹巨关两旁各五分陷中。

（37）在脐下三寸。

（38）即丹田，在脐下二寸。

（39）脐下一寸半宛宛中，男子生气之海。

（40）在脐下一寸，当膀胱上口。

（41）脐上一寸，当小肠下口。

（42）在脐上三寸。

（43）鸠尾下一寸，为心之募。

13

（44）菽骨下五分。

（45）膻中下一寸六分陷中。

（46）紫宫下一寸六分。

（47）华盖下一寸六分。

（48）璇玑下一寸。

（49）天突下一寸。

（50）在阴尾尻骨两旁，凡二穴。

（51）在二十一椎下。

（52）在十六椎下。

（53）十四椎下。

（54）十三椎下。

（55）十一椎下。

（56）在十椎下。

（57）九椎下。

（58）在七椎下。

（59）六椎下。

（60）在五椎下。

（61）三椎下。

（62）大椎下。

（63）一椎下。

（64）项后入发际五分。

（65）项后入发际一寸，大筋肉宛宛中。

（66）在百会后三寸。

（67）顶中央旋毛中。

（68）百会前三寸。

（69）囟会前一寸。

（70）囟会前二寸直鼻，上入发际五分。

（71）即上齿缝中。

（72）在带脉下三寸。

（73）章门下五寸三分。

十二经之动脉

上古的诊法中，本有诊十二经动脉之一法，自寸口之诊盛行于世，此法遂致废弃，甚至十二经动脉也不为人所注意，今将诸经动脉分列于下，以资研究。

手太阴肺脉，动寸口。

手阳明大肠脉，动合谷。（即虎口穴）

手少阴心脉，动极泉。（在肩胛下一寸五分臂内陷中）

手太阳小肠脉，动天窗。（在耳下）

手少阳三焦脉，动禾髎。（在鼻孔旁与迎香穴相对）

手厥阴心包络脉，动劳宫。（在掌内中指第三节中）

足太阳膀胱脉，动委中。（在腿腘中）

足少阴肾脉，动太溪。（在足内踝骨下）

足太阴脾脉，动冲门。（在府舍下一寸）

足阳明胃脉，动冲阳。（在足大指后陷中）

足厥阴肝脉，动太冲。（在足大指本节后二寸陷中）

足少阳胆脉，动听会。（在耳前五分处）

第二编 脉之类别与诊脉法

引 言

本编所列的二十八脉，是从数十家名医的脉诀中采集而成，都是精湛而合于学理的，凡模糊舛谬之说，一概屏弃不入。考王叔和脉经经中，本来只有二十四脉，迨后李时珍增长、短、牢三脉；李中梓又增一疾脉，共为二十八脉，脉之类别可算全备，后人虽有发明，总不能出此二十八种范围。今将二十八脉类别，形状，逐条说明，有相类相似之脉，亦一并附注，以供研究。

二十八脉说明

浮脉

浮脉，举之有余，按之不足，如微风吹鸟背上毛，厌厌聂聂；如落榆荚；如水漂木。这三如字都是形容浮在皮毛，一片轻泛的意思。

浮脉法天轻清在上之象，在卦为乾，在时为秋，在人为肺。但是浮而盛大为洪；浮而软大为虚；浮而柔细为濡；浮而弦芤为革；浮而无根为散；浮而中空为芤，指下须要辨别清楚。

沉脉

脉沉，按之有余，举之不足，要重手按至筋骨方得，如绵里砂，内刚外柔；如石投水，必极其底。

沉脉法地重浊之象，在卦为坎，在时为冬，在人为肾。沉而弦长为牢脉；沉而细软为弱脉；沉而着骨为伏脉。一个沉字之中，仔细推求。

迟脉

迟脉，为不足之象，属阴，一息三至，去来极慢。

迟而不流利为涩脉；迟而有歇止为结脉；迟而浮大且软为虚脉。

数脉

数脉，比平人脉多一至，一息六至，紧如弹绳，脉流搏疾，往来越度。

数而弦急为紧脉；数而流利为滑脉；数而时止为促脉；数而过极为疾脉；数如豆粒为动脉。

滑脉

滑脉，往来前却，流利展转，替替然如荷叶上露珠，漉漉如欲脱。细参两如字的形容，指下便明。

滑是往来流利而不涩滞之义。人身阴气有余，故脉来流利如水。脉乃血之府，血盛则脉滑，肾经见滑脉最宜，因为暗合于水也。

涩脉

涩脉，细而迟，往来难，短且散，参伍不调，如刀刮竹，如雨沾沙，如病蚕食叶。

涩是不流利不爽快之义。往来迟难，有类乎止而不是止；参伍不调，有类乎散而实非散。最要辨明的是：极细极软，似有若无的为微脉；浮而又细又软的为濡脉；沉而且细且软的为弱脉。这三种脉，指下都模糊而不清楚，有似乎涩而实有分别，全在细心审察。

虚脉

虚脉，中含浮、大、迟、软四种形象，及乎寻按，几不可见。王叔和脉经说：虚脉迟大而软，隐指豁豁然空。虽不曾说到浮字，中已包含浮的意思。虚，本有中空不足之象，软而无力谓之虚。只要懂得此义，指下自能判别，不致与散脉，濡脉，芤脉相混。

虚脉按之虽软，犹见指下；散脉按之绝无，不可得见。虚与濡脉有异，虚是迟大而无力，濡是细小而无力，同一无力，有细小与迟大之分。虚与芤脉有异，虚脉越按越软，芤脉则重按而仍见。

实脉

实脉，浮沉皆得，长大而有力，微弦，应指幅幅然，三候皆然。

实脉猝见，有点与紧脉相类，但是仔细一辨，实不

18

相同。紧脉弦急如切绳，左右弹人手指。实脉却且大且长，三候皆有力。至若沉而实大，微弦而长，却不是实脉而为牢脉。

长脉

长脉，不大不小，迢迢自若，有头有尾，如循长竿。

长字之义，是首尾相称，往来端直。此脉在卦为震，在时为春，在人为肝，肝主春生之令，天地之气至此而发舒，故脉长而和缓，乃是健旺之征。脉长而硬满，却属火亢之形。凡实、牢、弦、紧四脉皆兼长，此中又不可不辨。

短脉

短脉涩小，首尾俱俯，中间突起，不能满部。

短脉不及本位，两头沉下，中间独浮，而仍自贯通，在时为秋，在人为肺。

洪脉

洪脉，指下极大，来时盛而去时衰，来时大而去时长，滔滔然有如洪水。

洪即大也，有盛满之义，在卦为离，在时为夏，在人为心。大抵洪脉只是根脚阔大，滔滔满指，而不是坚硬，若使大而坚硬，乃是实脉而非洪脉。

微脉

微脉，极细而又极软，似有若无，欲绝非绝。

微脉极细极软，张仲景说：瞥瞥如羹上肥，便是形容它软而无力。萦萦如蜘蛛丝，是形容它细而难见。所以"似有若无，欲绝非绝"这八个字，实在是替微脉传神，再没有比它更贴切的了。

细脉

细脉，小于微而常有，细直而软，如丝线之应指。李中梓说：细直而软，累累萦萦，状如丝线，较显于微。

细即是细小的意思，但不能与微字相混，微脉模糊而难见，细脉却显明而易见，故细比于微，稍稍较大一些儿。王启元说：细脉状如莠蓬。这"莠蓬"二字，便是描摹细脉的柔细之形。

濡脉

濡脉极软而浮细，如帛在水中，轻手相得，按之无有。又如水上浮沤。

濡之意义即软，必在浮候见其细软，若中候、沉候，不可得而见。如帛在水中，如水上浮沤，皆是随手而没之象。濡脉之浮软，与虚脉相类似，不过虚脉形大，濡脉形小。濡脉之细小，又与弱脉相类似，不过弱脉在沉分，而濡脉却在浮分。濡脉之无根，又与散脉相类似，但散脉从浮大而渐至于沉绝，濡脉却从浮小而渐至于不见。

弱脉

弱脉细小，见于沉分，举之无有，按之乃得。王叔和脉经说：弱脉极软而沉细，按之乃得，举手无有。这已说得明白详尽。弱脉或易误为濡脉，辨别全在一举一按之中，可与上条濡脉互相参究。

紧脉

紧脉，来去有力，左右弹人手指，如绞转索，如切紧绳；如纫箄线。

紧是具有绷急而兼绞转之形，左右弹人手，它的刚劲可见。三如字的形容，实在切合。譬如拿二股三股的线索绞纠为绳，定须旋转用力，方能紧而成绳。可见一紧字不独纵有挺急，亦且横有转侧，否则怎能左右弹人手呢？紧脉之挺劲而急，与弦脉很相类，但比弦脉有更加挺劲之异，和如转索绞绳之异。

缓脉

缓脉，一息四至，来去和匀，应指缓和，如丝在经，不卷其轴；如微风轻飐初春杨柳。

缓脉宽舒和缓，正与紧脉相反，在卦为坤，在时为四季之末，在人为脾。若阳寸阴尺，上下同等，浮大而软，无有偏胜，乃是平和之脉；要兼见他象，方是有病。故此脉常缓而和匀，不浮不沉，不大不小，不疾不徐，不微不弱，是真胃气脉，不主疾病。

弦脉

弦脉，轻虚而滑，端直以长，如张弓弦，按之不移，绰绰如按琴瑟弦，从中直过，挺然指下。

弦之意义，如琴弦之挺直而带长，在卦为震，在时为春，在藏为肝。弦脉与长脉皆主春令，但弦为初春之象，天气尚寒，故如琴弦之端直而挺然，稍带一分紧急。若长脉已为暮春之象，绝无寒意，故如木干之迢直而长，纯是发生之气。此点辨明，然后研究指下形象，弦脉自得。

动脉

动脉，无头无尾，其形如豆，厥厥动摇，必兼滑、数。

动是摇动之义，因厥厥动摇，急数有力，故名为动。此脉两头俯下，中间突起，很与短脉相类。但短脉属阴，不数，不硬，不滑。动脉为阳，且数，且硬，且滑。这是短与动的分别。

促脉

促脉，来去数时，一止复来，如趋而蹶，徐疾不常。

促脉乃是在急促之中时见一歇止，是为阳盛之象。人身之气血贯注于经脉，刻刻流行，绵绵不已，凡一昼夜当五十营，不应数者，名曰狂生；应于脉之至数的，却如鼓应桴，无有差忒。如人藏气乖和，稽留凝泣，阻碍运行之机，因而歇止的，其止为轻。若真元衰惫，阳弛阴涸，有失揆度之常，因而歇止的，其止为重。能分别此中轻重之因，促脉之脉理自也了了。

结脉

结脉，往来缓，时一止，复来。

结是结而不散，迟滞中时见一止，古人譬之"徐行而怠，偶羁一步，"这两句实是结脉的真形。王叔和脉经：按之来缓，时一止者，名结阳。初来动止，更来小数，不能自还，举之则动，名结阴。又说：如麻子动摇，旋引旋收，聚散不常，亦曰结，主死。

代脉

代脉，动而中止，不能自还，因而复动，脉止还入尺，良久复来。

代为禅代之义，如四时之禅代，不愆其期。结脉，促脉之止，止无常数，代脉之止，止有常数。结、促之止，一止即来，代脉之止，良久方至。

革脉

革脉，大而弦急，浮取即得，按之乃空，浑如鼓革。

革是皮革之象，有如鼓皮，外面绷急，里面空虚，浮举之而弦大，不是绷急之象么？沉按之而豁然，不是中空之象么？或把革脉与牢脉相混，总称牢革，此实大误。因为革属浮分，牢属沉分，革属虚，牢属实，浮沉虚实之间，大有分别，是不可不辨的。

牢脉

牢脉在沉分，实大而长，微弦，浮、中二候，了不可得。

牢有两个意思，一是坚固牢实之义；一是深居在内之义。故树木以根深为牢，因它是深入于下，监狱以禁囚为牢，因为是深藏于内，明白此义，自能辨得牢脉。但牢因在沉分之故，容易拿它当作伏脉，此中最要细心审辨，伏脉，虽重按之亦不可见，必推筋至骨方得。牢脉却是实大弦长，才一重按之，便已满指有力哩。

散脉

散脉，大而散，有表无里，涣漫不收，无统纪，无拘束，至数不齐，或来多去少，或去多来少，涣散无根，有如杨花散漫之象。

散是自有渐无之象，也是散乱不整之象。初，浮候之，俨然大而成脉；及中候之，顿觉无力，而减去十之七八；至沉时候，却已杳然不见了。"渐重渐无，渐轻渐有，"这八字便是散脉真诀。

芤脉

芤脉，浮大而软，按之，中央空，两边实，中空外实，宛如慈葱，浮沉俱有，中候独空。

芤是草名，其状如葱。假令以指候葱，浮候之，着上面的葱皮；中候之，正当管中空之处；沉候之，又着下面的葱皮，以是审察，芤脉的形象了然指下。刘三点说：芤脉何似？绝类慈葱，指下成窟，有边无中。

伏脉

伏脉更下于沉脉，重按着骨，指下才动，脉行筋下。

伏是隐伏之义，浮中二候，了无影响，便至沉候，也不可见，必须推筋至骨，方才动于指下。

疾脉

疾为急疾，数之至极，七至八至，脉流搏疾。

疾脉常在六至以上。六至以上脉有两称，或名疾，或名极，总之是脉数过度，急速之形。平人不见此脉，必伤寒热极方见，他病也不会见的。

诸脉体状总诀

浮脉不足举有余，沉按有余举则无，迟脉一息刚三至，
数来六至一吸呼，滑似累珠多流利，涩滞往来刮竹皮，
大浮满指沉无力，缓比迟脉快些儿，洪如洪水涌波起，
实按愊愊力自殊，弦若张弓弦劲直，紧似绞绳转索初，
长脉过指出位外，芤两边有中空疏，微似蛛丝又极软，
细线往来较可观，濡全无力不耐按，弱则欲绝有无间，
虚虽豁大不能固，革如按鼓甚牢坚，动如转豆无来往，

散漫乍时注指端，伏潜骨里形方见，绝则全无推亦闲，短于本位犹不及，促急来数喜渐宽，结脉缓时来一止，代脉中止不自还，牢在沉分大而实，疾为脉搏数之极。

　　诸脉体状总诀，本来只有二十八句，每句一脉，共二十八脉。但诀中无牢、疾二脉，而多大、绝二脉，最后两句，是编者增添上去的。考李梴所著脉诀，中有一大脉，无牢、疾二脉，其实大脉只是介于浮、洪之间；而总诀中所称的绝脉，研究"绝则全无推亦闲"七字名称绝脉，实在是绝而无脉哩。诸脉体状，虽每一脉只有寥寥七字，然约而能明，简而易记，若精研二十八脉后，再将这总诀三十句熟读，玩索而神明之，也可为诊脉时一助。

相似之脉

　　洪与虚，皆浮也。浮而有力为洪。浮而无力为虚。
　　沉与伏，皆沉也。沉脉行于筋间，重按即得。伏脉行于骨间，虽重按不可得，必推筋至骨乃得。
　　数与紧，皆急也。脉数因六至得名，而紧则不必六至，只觉弦急而左右弹人手，有如切紧绳者是也。
　　迟与缓，皆慢也。迟是三至，极其迟慢。缓却四至，徐而不迫。

　　实与牢，皆兼弦、大、实、长四象，合为一脉。实脉，浮、中、沉三取皆得。牢脉，必须于沉候取之。

　　洪与实，皆有力也。洪则重按少衰。实则重按之亦强。

　　革与牢，皆大而弦也。革可浮取而得。牢须沉取而见。

　　濡与弱，皆细小也。濡在浮分，重按即不见。弱主沉分，轻取不可得。

　　细与微，皆无力也。细则指下分明。微则似有若无，模糊难见。

　　促、结、涩、代四脉，皆是有止的。数时一止，为促。缓时一止，为结。往来迟滞，似止非止，为涩。动而中止，不能自还，止有定数的，为代。

相类之脉

浮似芤，芤则中空浮不空。浮似洪，力薄为浮厚者洪。
浮似虚，轻手为浮无力虚。滑似动，滑珠朗朗动混混。
滑似数，滑利往来数至多。实似革，革按不移实大长。
弦似紧，弦言其力紧言象。洪似大，大按无力洪有力。
微似涩，涩短迟细微如毛。沉似伏，伏极其沉深复深。
缓似迟，缓比之迟仍小快。迟似涩，迟息三至涩短难。

弱似濡，濡力柔薄弱如无。结、促、代，结缓促数止无定，代歇有常命鲜回。散似大，散里全无大翕翕。

相类与相似，这两个字义也差不多，本编既有相似之脉，又列相类之脉，不是叠床架屋么？说：是的！但是，题目看看虽似相同，内容却还有异，一是采取李中梓的脉诀，一是采取李梴的脉诀，编者因为要供读本书者研究参证起见，所以不避叠床架屋之嫌，来一个兼收并蓄了。

内 因 脉

（一）喜则伤心脉必虚；（二）思伤脾脉结中居；（三）因忧伤肺脉必涩；（四）怒气伤肝脉定濡；（五）恐伤于肾脉沉是；（六）缘惊伤胆动相须；（七）脉紧因悲伤胞络，七情气口内因之。

一、内因是七情病，七情即喜、怒、忧、思、悲、恐、惊。喜则气缓，脉散而虚，甚则神庭融溢，心脉反沉。因喜则火极盛克肺，肺为肾母，肾复母仇而来克心，所以暴喜暴怒，多有卒中之患，即是此意。

二、思伤脾，思则气凝，脉短而结，甚则意舍不宁，脾脉反弦，有木来克土之意。

三、忧则气滞而脉沉涩，甚则魄户不闭，肺脉反洪。

四、郁怒伤肝，怒则气逆，而脉濡或激，甚则魂门弛张，肝脉反涩。

五、恐则气下怯而脉沉，甚则志室不遂，肾脉反濡。

六、惊则气乱而脉动，甚则入肝，脉散，小儿泻青，大人面青。

七、悲则气急而脉紧缩，甚则心胸络与肺系气消，而肺虚。气口，在右手关前一分，以候七情，凡房劳过度，工作勤苦，与饮食无节等，都为内因之证。

外因脉

（一）紧则伤寒肾不移；（二）虚因伤暑向心推；（三）涩缘伤燥须观肺；（四）濡细伤湿更看脾；（五）浮则伤风肝部应；（六）弱缘伤热察心知；外因但把人迎审，细别六淫皆可医。

一、六淫都属外因，六淫即是风、寒、暑、湿、燥、热。寒伤肾，脉沉而紧，初自膀胱而入，其脉浮盛而紧，浮属膀胱，紧为伤寒，盛乃病进之象。

二、暑伤心、脉虚，初自三焦而入，脉洪虚而数，洪属三焦，虚为伤暑，数是增病之象。

三、燥伤肺，脉涩，初自大肠而入，脉浮而数，浮属大肠，数是伤燥。

四、湿伤脾，脉细而濡，初自胃而入，脉细涩而长，涩属胃，濡为伤湿，长是病邪来袭之象。

五、风伤肝，脉浮而盛，初自胆而入，脉弦浮而散，弦属胆，浮为伤风，散是病至之象。

六、热伤心包，脉沉弱而缓，初自三焦而入，脉浮而弱，沉属心包，弱为伤热，缓是病倦之象。人迎，在左手关前一分，以候六淫，凡起居失宜，感冒时行不正之气，都属外因之证。

不内外因脉

劳神役虑定伤心，虚涩之中仔细寻，
劳役阴阳伤肾部，忽然紧脉必相侵；
房帷任意伤心络，微涩之中宜忖度，
疲极筋力便伤肝，指下寻之脉弦弱。
饮食饥饱并伤脾，未可轻将一例推，
饥则缓弦当别议，若然滑实饱无疑。
叫呼损气因伤肺，燥弱脉中宜熟记，
能通不内外中因，生死吉凶都在是。

奇经八脉

奇经八脉，不可不察。直上直下，尺寸俱牢，中央坚实，冲脉昭昭。直上直下，尺寸俱浮，中央浮起，督脉可求。寸口丸丸，紧细实长，男疝女瘕，任脉可详。寸左右弹，阳跷可决。尺左右弹，阴跷可别。关左右弹，带脉之诀。尺外斜上，至寸阴维。尺内斜上，至寸阳维。脉有反关，动在臂后，别由列缺，不干证候。

凡人两手脉浮沉实盛一般的，这是冲、督脉；主凡事犹豫有两心，甚则疯狂痴迷不省。尺寸俱浮，直上直下，或只关浮直上直下的，这是督脉；主腰背强痛，大人癫，小儿痫。

尺寸俱牢，直上直下，或只关实的，这是冲脉；主胸中有寒，妇人癥瘕，绝产。

脉来寸口丸丸而动，紧细实长的，这是任脉；苦小腹痛，引脐，阴中切痛。寸部左右弹手的，这是阳跷脉；苦癫痫，恶风，偏枯，僵仆羊鸣，身体强痹。

尺左右弹手的，这是阴跷脉；苦小腹痛，里急，引阴中痛，男子疝，女人崩漏。

关部左右弹手的，这是带脉；苦小腹痛，引腰，男子失精，女人绝经，令人无子。

从左手肾斜至寸上小肠之位，这是阳维脉；苦颠仆羊鸣，或失音不能言。

从右手三焦斜至寸上心胞络之位，这是阴维脉；苦癫痫，肌肉消，痒痹，汗出恶风。

阴络来大时小，苦肉痹，应时自发，身洗洗也。阳络来小时大，皮肤不仁且痛，汗出而寒。凡见奇经之病，而后有奇经之脉。

左右弹人手，是紧脉之象。阳跷主阳络，故应于寸。阴跷主阴络，故应于尺。带边如束带之状，在人腰间，故应于关，因关亦在中也。斜上，是不由正位而上，斜向大指，名为尺外；斜向小指，名为尺内。反关脉，乃是脉不行于寸口，由列缺（穴名）络入肾后，属于大肠络脉，因脉不顺行于关上，故而叫作反关。人有一手反关的，有两手反关的，这是生理上的变化，初生的时候便如是，不关病症的。

死绝脉

雀啄连来三五啄；屋漏半刻一滴落；弹石硬来寻即散；搭指散乱真解索；鱼翔似有又似无；虾游静中忽一跃；更有釜沸涌如羹，旦占夕死不须药。

死绝脉七种，又称七怪脉。

一、雀啄：脉在筋肉间，像雀子啄食一般，连连凑指，忽然无有，良久再来，这是肝绝之象，脉见便死。

二、屋漏：脉在筋肉间，如残溜下落，良久一滴，溅起无力，这是胃绝。

三、弹石：脉在筋肉间，辟辟凑指，促而坚，这是肾绝。

四、解索：脉如乱绳之状，指下散散，完全没有次序，这是脾绝，而肾与命门之气早经亡失了。

五、鱼翔：脉在皮肤之间，其本不动而其末强摇，宛如鱼在水中，身首帖然不动，它的尾巴却摇来豁去，这是心绝之象。

六、虾游：脉在皮肤，如虾游水面，杳然不见，少顷来甚速，又冉冉而去，又依前隐然不动，又忽地一跳，这是大肠绝脉。

七、釜沸：脉在皮肉，有出无入，宛如热汤涌沸，浮浮泛泛，息数俱无，这是肺绝，乃三阳数极无阴之候，朝见夕死，夕见朝死。

又有一种脉乍大乍小，忽浮忽沉，或迟或数，息数莫定的，名叫鬼脉，见者也是多凶少吉。

死绝脉，除去心、肝、脾、肺、肾五藏以外，何以只说胃与大肠？因为胃是仓廪之官，大肠是传导之官，最关重要，胃与大肠既见绝脉，六府中的其他也不见得不坏哩。

五脏平脉

平脉是无病之脉。有五脏之平脉，有四时六气之平脉，有男女之平脉，有人体特殊之平脉，今逐一说明于下，以供研究。

心之平脉

心脉浮大而散。心合血脉，心脉循血脉而行，持脉指法，如六菽之重，按至血脉而得的，为浮。稍稍加力，脉道粗的，为大。又稍加力脉道阔软的，为散。

肺之平脉

肺脉浮涩而短。肺合皮毛，肺脉循皮毛而行，持脉指法，如三菽之重，按至皮毛而得的，为浮。稍稍加力，脉道不利的，为涩，又稍加力，不及本位的，为短。

脾之平脉

脾脉缓大而敦。脾合肌肉，脾脉循肌肉而行，持脉指法，如九菽之重，按至肌肉，如微风轻飐柳梢之状的，为缓。次稍加力，脉道敦实的，为大。

肝之平脉

肝脉弦长而和。肝合筋，肝脉循筋而行，持脉指法，如十二菽之重，按至筋而脉道如筝弦一般的，为弦。稍稍加力，脉道迢迢的，为长。

肾之平脉

肾脉沉软而滑。肾合骨，肾脉循骨而行，持脉指法，按至骨上而得的，为沉。次重按之，脉道无力的，为软。举指来疾而流行的，为滑。

四时六气之平脉

气候阴阳，更迭四时，冬至阴极阳生，夏至阳极阴生，冬至后得甲子，少阳旺六十日，其气尚微，故脉来乍大乍小，乍短乍长。

第二甲子，阳明旺六十日，其气始行萌发，故脉浮大而短。

第三甲子，太阳旺六十日，其气大盛，故脉来洪大而长。

夏至后第四甲子，太阴旺六十日，阴气初生，故脉紧大而长。

第五甲子，少阴旺六十日，阴气渐盛，故脉紧细而微。

第六甲子，厥阴旺六十日，阴气极盛，故脉沉短而敦重。

共六六三百六十日，合成一年，这是三阴三阳旺日之大要。

十二月大寒至二月春分，是为初气，厥阴风木主令，其脉弦。

春分至小满，是为二气，少阴君火主令，其脉洪而钩。

小满至六月大暑，是为三气，少阳相火主令，其脉大而浮。

大暑至八月秋分，是为四气，太阴湿土主令，其脉沉。

秋分至十月小雪，是为五气，阳明燥金主令，其脉短而涩。

小雪至十二月大寒，是为六气，太阳寒水主令，其脉大而长。

以上是四时六气之平脉说明，现在还有一个总诀在此，研究者应当熟记。

春弦夏洪秋似毛，冬沉如石应天地，阿阿缓若春杨柳，此是脾家居四季，气候变动或不同，生死总诀在胃气（参看胃气脉说明）。

男女之平脉

男子阳为主，左为阳，故男子宜左脉大。女人阴为主，右为阴，故女人宜右脉大。寸为阳，故男子常寸旺而尺虚,象离中虚也。尺为阴,故女人常尺旺而寸虚,象坎中满也。

人体特殊之平脉

瘦小之人,气居于表,其脉常带浮洪。肥硕之人,气敛于中,其脉常带沉石。性急人脉常似数。性缓人脉常似迟。少壮人之脉多大。老年人的脉多虚。这是人体上特殊之平脉,不是病脉。

变异之脉

瘦小之人,因身体瘦小,气居于表之故,其脉常见浮洪;肥硕之人,因为气敛于中,其脉常见沉石,这是因肥瘦而变异的。

北方之人,身居寒带,腠理坚实,故脉常强实;南方之人,身处温带,肌肉弛张,故脉多柔弱,这是因地分南北而变异的。

春脉弦,夏脉洪,秋脉毛,冬脉石,这是因气候寒暖而变异的。

少壮之人,血气方刚,故其脉多大;老年之人,精力就衰，故其脉多虚；小儿禀赋纯阳，故脉常六七至，这是因年纪老幼而变异的。

醉人之脉，因酒性升提而带数；饭后之脉，因胃气充盈而洪实；远行之脉，因伤肾而疾；久肌之脉，因胃馁而空，这是关于醉饱劳役而变异的。

妇女阴胜于阳，故尺脉常盛，右脉常大；怨女尼姑，因意志不适，脉多濡弱，这是因境遇而变异的。

凡此诸脉，不关病证。

胃气脉

人身中的气血，春升，夏浮，秋降，冬沉，应周天之常度，配四时之定序。若就五脏而言，肝脉弦，心脉洪，肺脉涩，肾脉沉，脾脉缓，这是所谓本藏脉。就时令而言，春六部脉俱带弦，夏俱带洪，秋俱带涩，冬俱带沉，长夏四季俱带和缓，凡人得应时之脉，是为无病。但必须微弦，微洪，微毛，微石，为有胃气；若纯见弦、洪、毛、石，是为真藏脉见，没有胃气以相和的，必死。故而四时之脉，总须胃气为本，此脉之常体也。

设或春行冬令，夏行春令，秋行夏令，冬行秋令，四变之动脉与之相应，这是气候之至脉，也必须脉有胃气，方才无害。胃气脉是怎样的？曰：不大不细，不长不短，不浮不沉，不疾不徐，意思欣欣，悠悠扬扬，难以名状的便是。男子左手重而气口脉和，女子右手重而人迎脉和，也是有胃气之象。胃为水谷之海，资生之本，故有胃气则生，无胃气则死。

七表八里脉

七表：即浮脉，芤脉，滑脉，实脉，弦脉，紧脉，洪脉。

八里：即微脉，沉脉，缓脉，涩脉，迟脉，伏脉，濡脉，弱脉。

七是奇数，为阳，故属表。八是偶数，为阴，故属里。

反关脉

反关脉，寸关尺三部按之全无形迹，脉在关后，须要反手诊之方得。因脉移于大肠经阳溪（穴名）与合谷（穴名）之间而动，这是肺与大肠经，一藏一府，相为表里，列缺穴乃是二经之络脉，故脉从络而出于大肠经。此名妻乘夫位，地天交泰，生成无病之脉。

寸关尺定位

掌后高骨号为关，旁骨关脉形宛然，次第推挨寸关尺，配合天地人三元。

这一首歌诀，说的是寸关尺的定位。古时，岐伯取气口象黄钟作脉法，故气口之数九分，九，阳数也。尺内一寸，十，阴数也。手腕后的高骨名关，从关至鱼际，得同身之一寸，故名寸部。从关至尺泽，得同身之一尺，故名尺部。阳出阴入，以关为界，故名关部。寸应天为上部，关应人为中部，尺应地为下部。每部之中，各有浮中沉三候，即寸之浮中沉，关之浮中沉，尺之浮中沉，三三如九，故曰三部九候。

考黄帝内经，古之三部九候法，人身分天地人三才之部，上部天，两额之动脉，上部地，两颊之动脉，上部人，耳前之动脉。中部天，手太阴（肺也），中部地，手阳明（大肠也），中部人，手少阴（心也）。下部天，足厥阴（肝也），下部地，足少阴（肾也），下部人，足太阴（脾也）。

上部天以候头角之气，地以候口齿之气，人以候耳目之气。中部天以候肺，地以候胸中之气，人以候心。下部天以候肝，地以候肾，人以候脾胃之气。

江州王氏发明，说：上部天以候头角，脉在额两旁瞳子髎、听会等处，胆经脉气所行。地以候口齿，脉在鼻孔下两旁，近于巨髎之分，胃经脉气所行。人以候耳目，脉在耳前陷中，丝竹空、和髎等处，三焦经脉气所行。

中部天，肺经，脉在掌后寸口中，名曰经渠，即是肺经脉气所行。地，大肠经，脉在手大指次指岐骨间合谷之分，即大肠经脉气所行。人，心经，脉在掌后锐骨之端，经门之分，即心经脉气所行。

下部天，肝经，脉在气冲下三寸五厘之分；女人取太冲，在足大指本节后二寸陷中，即肝经脉气所行。地，肾经，脉在足内踝后跟骨上陷中，太溪之分，即肾经脉气所行。人，脾经，脉在鱼腹上越两筋之间，箕门之分，即脾经脉气所行。三而三之，谓之九候。

上古诊法精详，故兼取十二经之动脉。后世诊法简约，故独取寸口。内经说：气口成寸，以决死生。气口既可以决死生，余经之动脉，自可弗必诊取了。

寸关尺三部说明

左右手去鱼一寸，名曰寸口。去泽一尺，名曰尺部。两境之间，名曰关位。关位六分，阳部出三分，阴部入三分，关前为阳，关后为阴，为阴阳之关津。寸脉下不至关为阳绝，尺脉上不至关为阴绝，阳得寸内九分，为阳奇之数；阴得尺内一寸，为阴偶之数，此即寸关尺也。寸上一分为鱼际，关下一分为神门，左关为人迎，右关为气口，三阳从地长，故男子尺脉常沉；三阴从天生，故女人尺脉常浮。男子阳多而阴少，脉在关上，故寸盛而尺弱。女人阴盛而阳微，脉在关下，故寸沉而尺盛。

脏腑定位

左心小肠肝胆肾，右肺大肠脾胃命；心与小肠居左寸，肝胆同归左关定，肾脉原在左尺中，膀胱是府常相应。肺与大肠居右寸，脾胃脉从右关认，心包右尺配三焦，初学入门当细审。

这一首是藏府定位的总诀。藏府定位：左寸，心与小肠；左关，肝与胆；左尺，肾与膀胱。右寸，肺与大肠；右关，肠与胃；右尺，心包与三焦。关于藏府部位分配，历来许多名医的脉诀中，有几种分配说法，研究其实，当以这首歌诀为准。难经说：右为命门左为肾。我们要知道，命门即是肾，因为肾有两个，一左一右，分列在两旁，古人所谓象太极两仪的便是。

左心经主血，肝、胆、肾、膀胱等，皆精血之隧道，故次附之。右肺经主气，脾、胃、命门、三焦等，各以气为运化，故次附之。分之曰气，曰血，曰脉；总之是脉运行气血而已。所以气血旺，脉旺，气血衰，脉气衰，气血和，脉平，气血乱，脉病，是知脉乃气血之体，气血是脉之用哩。

　　心与小肠为表里，旺于夏而位左寸，沉取候心，浮候小肠。肝与胆为表里，旺于春而位左关，沉取候肝，浮取候胆。肾与膀胱为表里，旺于冬而位左尺，沉取候肾，浮候膀胱。肺与大肠为表里，旺于秋而位右寸，沉取候肺，浮候大肠。脾与胃为表里，旺于四季而位右关，沉取候脾，浮取候胃。命门与三焦为表里，寄旺于夏而位右尺，沉取候命门，浮候三焦。这是寸关尺所属藏府定位。

脉位生克

　　北方坎水之位，南方离火之位，东方震木之位，西方兑金之位，中央坤土之位，人身是一小天地，故而脉位与他相应。人试南面而立，看他两手的部位，心属火，居寸，也在南面哩。肾属水，居尺，也在北面哩。肝属木，居左，也在东面哩。肺属金，居右，也在西面哩。脾属土，居关，也应在中。说到五行相生，天一生水，故先从左尺肾水，生左关肝木；肝木生左寸心火；

心为君主，他的位置至高不可下，故分权于相火，相火寓于右肾（命门），肾本是水，却火寓其中，如龙伏海底，有火相随。右尺相火，生右关脾土地；脾土生右寸肺金；金复生水，循环无穷，这是相生之说。

若论相克，相火在右尺将来克金，赖对待之左尺肾水，火得水制，可免克金。脾土在右关将来克水，赖对待之左关肝木，土得木制，可免克水。肺金在右寸将来克木，赖对待之左寸心火，金得火制，可免克木。但是，右手三部皆被左手三部所制，而左手三部竟没有制治，这是何故？因右寸之肺金，有子肾水可复母仇。右关之脾土，有子肺金可复母仇。右尺之相火，有子脾土可复母仇。是被制的仍可反而相制，相制而适相成，所以虽受克而无害哩。

诊脉法

凡诊脉先要分别部位，定下寸关尺；又要明白十二经络藏府，和藏府配合五行，四时生克之理；又要分明脉之息数，浮、沉、迟、数，虚实、阴阳、表里等，然后始能知道脉属何类，病出何因。

当诊脉时，宜先下一中指揣摩，掌后有小高骨处，就是关部，关部定楚，再下食指与无名指，按在寸尺两部，如长人脉长，三指当疏开一些，短人脉短，三指要密排一些，瘦小人的脉可轻取之，肥大人的脉可重取之，这种指法，要在临时分配。诊脉者此刻必须调匀自己气息，凝神一志，心不旁注，运用三个指头，初轻按之以候消息，次中按之以候消息，再重按之，以候消息，推而上之以候消息，推而下之以候消息，推而内之以候消息，推而外之以候消息，自寸关尺逐部寻究，一呼一吸之间，要以脉行四至为率，其或闰以太息，脉五至，亦属平脉，是实我之息长，不是他的脉数哩。

五至为平，人肖天，应五行，又应四时，春、夏、秋、冬各主一至，是肝、心、肺、肾，再一至为脾脉，金、木、水、火、土五行具备了。如有太过或不及，那是病脉。人身之十二经动脉，一昼夜循环五十周，朝于寸口。会于平旦，故古时凡诊平人之脉，常在平旦，但诊病脉，却是不拘时间昼夜的。秦越人说："寸口者，脉之大会，手太阴之动脉也，五藏六府之所终始，故法取于寸口也。"寸口脉，以内外分藏府，以高下定身形，以生克定荣枯，以清浊论穷通，这便是太素之要法。

上古诊法有三：

其一，诊十二经动脉见处，分天地人三部九候，以调藏府虚实。

其二，诊人迎与气口脉，以候七情六淫内外因证。

其三，独取寸口脉，即本篇所说者是也。

诊五脏六腑脉轻重法

左寸，先以轻手得之，是小肠；后重手如六菽之重，与血脉相得的，是心。

左关，先以轻手得之，是胆；后重手如十二菽之重，与筋平的，是肝。

左尺，先以轻手得之，是膀胱；后重手如十五菽之重，按之至骨，举指来疾的，是肾。

右寸，先以轻手得之，是大肠；后重手如三菽之重，与皮毛相得的，是肺。

右关，先以轻手得之，是胃；后重手如九菽之重，与肌肉相得的，是脾。

右尺，先以轻手得之，是三焦；后重手如十五菽之重，按之至骨的，是命门。

三部九候所主说明

寸为阳，为上部，主主头项以下至心胸之分。关为阴阳之中，为中部，主脐腹肚胁之中。尺为阴，为下部，主腰足胫股之分。凡此三部之中，每部各有浮中沉三候，三而三之，是为九候。浮主皮肤，候表及腑。中主肌肉，以候胃气。沉主筋骨，候里及脏。

何谓浮中沉

浮是轻浮之意，初，轻轻排指于皮肤上面，轻手按之，脉见指下，这就是浮，属表，探腑脉之法也。中是不浮不沉，界乎其中之意，次，按至皮肤之下，肌肉之间，指头稍微用力，脉来指下，这名为中，属于半表半里，候胃气也。沉有沉实之意，重手按至肌肉之下，筋骨之间，其脉方得，此名曰沉，属里，察其脏脉也。

诊脉九要

一要屏除杂念，正其心也。二要目不旁瞬，存其神也。三要耳不别听，专其意志也。四要口不言语，养其气也。五要匀调呼吸，定其息数也。六要轻按于皮肤之间，浮候其腑脉也。七要略重按于肌肉之间，中取其胃气也。八要重按至筋骨之上，沉察其藏脉也。九要诊毕后方答对，免散气乱志也。凡此九要，诊脉时必须遵守，不可忽略过去，九有一失，脉理参差，若失二三，脉必难凭也。

举按寻

举，按，寻，这是诊脉的指法。粗看这三个字，似乎就是浮、中、沉，其实与浮中沉郄还有点小异，因为浮中沉是候法，这是指法。下三指于寸、关、尺，轻手而循之的，其名曰举，譬如说：浮脉举之有余，按之不足，这个举字便是指法。下三指于寸关尺，重手而取得脉的，其名曰按，如说：沉脉按至筋骨方得，微脉按之如欲绝，这按字便是指法。下三指于寸关尺，不轻不重，委曲而求之的，其名曰寻，如说：伏脉推筋着寻，这个寻字便是指法。

上下来去至止

诊脉须要识上下、来去、至止六字，不明白此六字，便不能分辨阴阳、虚实、表里，虚实、表里不辨，又何能精明脉理呢？我们要知道，上为阳，来为阳，至为阳。下为阴，去为阴，止为阴。上者，自尺部上于寸口，阳生于阴也，为表。下者，自寸口下于尺部，阴生于阳也，为里。来者，自骨肉之分而出于皮肤之际，气之升也，为表。去者，自皮肤之分而还于骨肉之际，气之降也，为里。脉应曰至。脉息曰止。故上下，来去，至止，乃是阴阳胱长之消息，诊脉时不可不识。

脉之动静

脉之种类多极了，二十四脉，二十八脉，名目纷繁，条理极难，所谓胪列愈多，指下愈乱，我们如欲诊脉，又何从而下手呢！但我们不要畏难，只要拿定一个大纲做去。大纲是什么？就是浮、沉、迟、数四字，浮沉是审其起伏，迟数是察其至数，苟能尽力研究，先明了此四字，诊脉便容易入手，因为其他诸脉，莫不由此四字中化出也。大纲既明，便须察脉之动静，能分动静，自可诊断平脉与病脉，或吉或凶，或外或里，或虚或实，不致指下茫然了。

本来脉有单看，有总看，有单看浮而总看沉者，有总看浮而单看沉者。迟数也是如此。要在审辨经络，藏府，凭总看而定。凡脉以得中为静；太过为盛之极，不及为衰之极，俱谓之动；倘使其人脉动，是即有病，其人脉静，是即无恙，取其动者而试治之，可愈疾病；取其静者而诊断之，可决寿夭穷通，能明此中动静之理，不但可诊太素，亦可以医人疾病呢。

第三编　太素脉法

太素脉总诀

　　心者君主之官，神明出焉。故太素脉以心立命，定为命官，因心是全身的主宰，凡人不论为善或作恶，都由心中一念所致，所以把心脉定穷通、祸福。以小肠定迁移，因心与小肠为表里，心有所志，禀令而行，吉凶侮吝，都由是生。以肝定官禄，肝者将军之官，谋虑出焉，得水而生，为心之母，人之官禄，系于谋虑，有官禄的，岂是愚夫。以胆定福德，胆因得肝之气，受心之用，所谓中正之官，决断出焉，有勇气的人谓之有胆，即是此意。以肾定寿元，肾得肺而生，藏精与志，有精则有寿。以膀胱定疾厄，膀胱为州都之官，受脾之克，疾厄以生。以肺定父母，因属月孛之象，初气之数自此而出。以大肠定妻子，乃是计都之乡，与肺相为表里，相配于初气的。以脾定田宅，脾属仓廪之官，五味所出，滋养万物，故主田宅。以胃定财帛，因胃是水谷之海，深得脾之余气，收藏万物，发荣脏腑，故寓财帛之意。以命门定兄弟，因内涵相火，与心比肩，正如兄弟一般。以三焦定仆马，三焦为决渎之官，号为中清之府，出气以温肌肉，充皮肤，和内调外，荣左养右，导上宣下，正与仆马驱使相同。

我们试一研究内经，当知十二藏府所定的，所分配的，都有根据，并不是没有道理的。并且心于五行居火位，故心脉为火，火性上炎而促，至不满九，而用止于八，自乾一，兑二，离三，震四，巽五，坎六，艮七，坤八而运转过去，若逢九数，又是乾了。人若遇之，乃是亢阳之数，主孤贫无比，至数虽多，却是大大不妙的。

心主吉凶，管二十五岁以前气数，其体浮洪，浮属轻清之象，洪是有力，可见心君湛定而不糊涂为佳。若逢一数而止，大人为心性高明刚健，纯一正大。小人得之，却为性轻躁耿直，当有盲聋之疾，然亦不失为一个耿直人。何以知之？全在浮洪与一数而止辨得。

若二数而止，脉兼洪匀秀弦，主为性和悦近人，心事平坦，常自敬人，人亦敬之，达可以为伊尹、傅说，穷则能比颜子、曾子，当属上品。何以知之？定在二数而止，洪匀秀弦。洪匀，故其性和悦近人；秀弦有直长之意，故心事平坦而能达也。

三数而止，此人纯乎君子，聪敏机变，爽丽光明，待人接物，曲尽其情，不为文学之士，定是忠孝之人。

四数而止，主为性躁暴，不能容物，治家严正，作事诚信，心地坦白，没有损人利己之念，却具凌霜傲雪之志的，是一个正人君子。不过其心虽善，其性却喜怒不常，未免有一点刚愎之病。

五数而止，主为性机变，多学多能，游说辩给，离合纵横；但处性不定，介乎君子小人之间，长于奔竞，易于动摇，不为九流之人，定是游侠之辈。

六数而止，主其人心术不良，性尤奸险恶毒，诡诈邪僻，造谣兴谤，反道悖德，小则贼民，大则卖国，这是心脉中最不良之一种。

七数而止，主为人愚顽无知，不分清混。不辨黑白，受人欺弄；或勇而无谋，狠而好斗，常招是非，屡受刑法。

八数而止，主为性宽缓温和，容物纳谏，怜孤念寡，轻财好施，乐道安贫，既不与人较，人亦不之欺，便不大富大贵，亦可温饱无忧。若遇此脉，非君子长者，即山林隐逸，心脉中之上品呢！其脉若更如明珠流走，圆融明净，必定福德深厚，器度宽宏，逍遥八极之表，超脱尘俗以外，是一位出类卓拔之人。

胆脉主二十五岁至三十五岁以前气数，其体要浮弦为佳。若下指时脉如筝弦，柔长秀丽，大小停匀，浮而应指，清而不杂，得五十至而止的，壮年即居高位，又能承祖父余泽，富贵双全。

四十至而止的，亦可得中上级官禄，半生受用。如或至数虽不及，而脉来清匀柔长的，亦得一职一任之微，介乎中和。

脉若至数混杂，大小不匀的，三十年前全无功名之分，不逢颠踬，已为万幸。如遇脉来奔涌不定，大小参差的，有官者主落职失禄，平常人主有是非讼累。

肝脉主三十五岁至五十岁以前气数，这是人身最最紧要关头，此脉要沉取弦长而秀，方为上品。四十至的，可以位列三公，名高望重。若脉带微涩，而有回曲搏指的，其人虽贵为上卿，却欠休休之量，未免美中不足。

若三十至而止的，从前可位至参政、监司、郡守，现在可做民厅长等，不能谓次。

二十至的，可为县长等地方官。

十至以上，只是杂职散官，脉涩亦然。

若大小明净，往来如珠之流利，主掌疆圻重任，风宪威权。

如肝脉兼滑，主有生杀之权。

若左三部俱弦而数，而至数足的，主力扛九鼎，气雄万夫，威震一方，生杀予夺，列于上将之位。如上而至数稍次的，亦可为师长或旅团长等武职。

本来肝属将军之官，而为刚藏，自总司令、军长、以至师旅团长等武官，最重肝脉，要以清沉弦长，至数具足者为贵。

如或脉来奔涌，六部俱弦，心应坎艮的，乃是流徒刺配之军贼，最为恶劣。如兼六脉俱克，定主斩首分尸，刀下之鬼。

脉微若干沙，应指不明的，只是贫穷下贱之人。

肺脉之体短而涩，若应指分明，至数长而匀秀远大，兼带微缓，主聪明颖悟过人，早年得志，父母荣显，而文章兵权，非四亲具庆，则父母双全，尽菽水之欢，终彩衣之娱，这是人生所最难得的。

若三五数而止的，主先克父。二四数而止的，定先克母。设或奔涌无定，少年时父母双亡。滑缓相仍，终身无异姓之托。

又，此部若有反侧之脉，其人虽贵而偏刻性傲，主骨肉有伤克，此华盖三台之官，理宜细辨。

大肠之脉，其体微缓而短，若应指明净，主妻子贤明温顺，终身无克。三五数的，男多女少。二四数的，女多男少。

脉若奔涌洪实，主克妻子。重以六脉俱克，终身无子，孤独之人；或是僧道师尼之流。

若见滑脉，可以养子成家，馆甥待老。此脉若不奠位，涩微六部，方可断孤独乏嗣。

脾胃之脉，主五十岁以后晚年气数，其体微弱而缓，五十至以上的为上富。缓大宽和的，官居极品；若逢缓滑，主迁擢。三十至以上的为中富。二十至以上的为下富。如或至数不及，但应指分明的，亦主康裕安乐。浮而应指的，有财无田。沉而应指的，有田无财。浮沉相应的，田财俱有。若见洪缓，主得祖宗基业。沉缓而涩的，主得妻财，或妻子贤明，得内助而成家立业；但得此脉者，其人必猥鄙惧内，权出妻房。

若见弦而沉微带滑，主有不肖败家之子，淫荡之妻，自己却阘茸猥琐，不能自振。

若脉应指不明，乍弦乍数，乍小乍大的，主终身贫困，一日也难得温饱。脉若奔涌，定主荡散祖业，破家潦倒，不为乞丐，定作堕民，这是脾胃脉中最贱之脉，遇之的定是下流。

左尺之脉沉而滑，右尺之脉洪而硕，此乃初得父母天地之气，所得厚者昌而寿，所得薄者促而夭，这是一定不易之数。我们诊脉之时，最宜详细审察，先把左手尺脉定其寿夭之大体，沉滑的必有寿，子孙昌旺；洪大的定夭亡。后以右手尺脉定其岁数之多寡；若两尺俱无，主贫困而寿不足，或多疾厄。左尺奔涌，乍疏乍数的，其人轻狂好淫。右尺奔涌，主仆马有灾，或破财失物。此六脉之专在五行定数相合而言。

如心脉洪匀弦秀，三焦洪缓沉匀，此名君臣庆会格，有官者擢职升阶，无官者主有奇遇。反之，若心脉沉缓，三焦洪弦，此名君臣失位格，有官者意外降谪，无官者飞灾横逆。六脉若俱受母气，主得父母之爱，异于他子。六脉子归母腹，主得子贤良，干蛊兴家。六脉中如得胃脉中和，主兄弟友于，长幼有序。如若相反，便属不吉。照此法逐脉推究，如子得母气，可求功名；母得子气，可求财帛；能将脉理研究精明，便可切脉而判穷通祸福哩。

天干五运流年例诀

甲己化土运，脾经。乙庚化金运，肺经。丙辛化水运，肾经。丁壬化木运，肝经。戊癸化火运，心经。

假如丙辛肾上流年，不以数论生克。如肾部本体惟该沉滑，春肝木旺，正是二月之脉，当细弦而长，肾脉亦宜滑弦为合时，反是便克。其余可仿此推断。

地支六气周岁例诀

卯寅初气，肝，胆，左手关部所主。

立春正月节　　　春分二月中

辰巳二气，心，小肠，左手寸部所主。

清明三月节　　　小满四月中

午未三气，三焦，心包络，右手尺部所主。

芒种五月节　　　大暑六月中

申酉四气，脾，胃，右手关部所主。

立秋七月节　　　秋分八月中

戌亥五气，肺，大肠，右手寸部所主。

寒露九月节　　　小雪十月中

子丑六气，肾，膀胱，左手尺部所主。

大雪十一月节　　大寒十二月中

每年大寒后十五日止，交下年气数，六气分居于十二脏腑，适为一周岁，十二个月份，由此轮流而推排之。可与第二编"四时六气之平脉"篇对看。

五运六气简说

子午之上，少阴主之，少阴之上，君火主之，此子午所以为君火也。

丑未之上，太阴主之，太阴之上，湿土主之，此丑未所以为土正位也。

寅申之上，少阳主之，少阳之上，相火主之，此寅申所以为相火之位也。

卯酉之上，阳明主之，阳明之上，燥金主之，此卯酉所以为阳明燥金之位也。

辰戌之上，太阳主之，太阳之之上，寒水主之，此辰戌所以为太阳湿土之位也。

已亥之上，厥阴主之，厥阴之上，风木主之，此已亥所以为风木之位也。

五运行年生克说

假如十年行大运，行年属肾经等，四季之正形，兼脉平稳，是为二运和匀，有吉无凶，其年当有喜庆，此各据贵贱大小而言。若心部无变行，肾经短失，定主灾祸。如心部沉实或散失，主其父年内必死。但虽如是说数，十二月中却有紧慢，肾属水，应在子午卯酉之日。又如心脉失其本形，却得脾脉之形状，名谓母来乳子，虽然难免灾殃，终当有救，诊脉时要详为审察的。

克定灾年法

譬如诊得心脉见水，此是相克，即在壬癸年见灾，十年一次。如见木则在甲乙年，余可仿此而推。我人悉心诊脉，仔细加以推究，那是百无一失的。

推五阴五阳克应日例

浮应庚辛滑戊己，甲乙弦之实壬癸，洪为火德应丙丁，此是五行真妙旨。微忧申酉沉亥子，缓当寅卯涩辰戌，伏逢巳午便生殃，濡弱丑未为灾咎。

这一首歌说得很明白，我们如要推克应日，只须认清脉象，依歌中的方法推究去便得。假如诊得浮脉，缓缓如蝴蝶斗舞者，此是生旺之象，应庚辛日见喜。若太过或不及，主有灾晦。浮是肺脉之象，属金，故应庚辛日。滑乃脾脉之象，属土，故应戊己日。弦是肝脉之象，属木，故应甲乙日。实是肾脉之象，属水，故应壬癸日。洪是心脉之象，属火，故应丙丁日。此篇与下篇"五脏克应脉法"参看，更能明白易辨也。

五脏克应脉法

心部克应

脉浮，主生财见喜，应庚辛日。脉滑，主有灾，应戊己日。脉洪，主子孙喜庆，应丙丁日。脉微，主多忧闷，应申酉日。脉沉，有水厄，应亥子日。脉缓，有孝服临身，多哀伤，应寅卯日。脉实，有喜，进财，应壬癸日。脉伏，主有死亡，应巳午日。脉弦，有喜庆，应甲乙日。脉涩，手足病，大凶，应辰戌丑未日。脉清，主喜在外，应二四八日。脉浊，主忧在外，应三六九日。

肺部克应

脉浮，主进财，有喜，应庚辛日。脉滑，主财喜，应戊己日。脉实，有失脱，有忧，应壬癸日。脉弦，父母害，应甲乙日。脉洪，有财喜，应丙丁日。脉微，水灾，应申酉日。脉沉，有忧惊，应亥子日。脉缓，子孙忧，应寅卯日。脉涩，主破财，灾厄，应辰戌丑未日。脉伏，有阴暗，应巳午日。脉清，喜在外，应五七十日。脉浊，忧在内，应六八十日。

脾部克应

脉浮，主财喜，应庚辛日。脉滑，子孙有喜，应戊己日。脉实，兄弟害，应壬癸日。脉微，手足病，应申酉日。脉弦，身虚，应甲乙日。脉缓，有忧，见哭，应寅卯日。脉沉，有血光，应亥子日。脉洪，子孙有喜，应丙丁日。脉涩。有小喜，应辰戌丑未日。脉伏，子孙灾，应巳午日。脉清，子孙惊，应五七八日。脉浊，忧在内，应四六八日。

肝部克应

脉滑，主财禄有喜，应戊己日。脉浮，主有疾难，应庚辛日。脉弦，兄弟喜，应甲乙日。脉洪，父母喜，应丙丁日，脉实，子孙喜，应壬癸日。脉微，有金石伤，应申酉日。脉沉，主子孙见血光，应亥子日。脉缓，主失脱，疾病，应寅卯日。脉涩，主手足灾病，应辰戌丑未日。脉伏，子孙忧，应巳午日。脉清，主有喜在外，应二四八日。脉浊，有忧闷，应三六九日。

肾部克应

脉浮，子孙喜，应庚辛日。脉滑，有财喜，应戊己日。脉实，有失脱，应壬癸日。脉弦，父母害，应甲乙日。脉洪，有财喜，应丙丁日。脉微，主水厄，应申酉日。脉沉，有惊恐，应亥子日。脉缓，子孙有忧，应壬癸日。脉涩，主破财，灾厄，应辰戌丑未日。脉伏，主阴暗，应巳午日。脉清，喜在外，应五七十日。脉浊，忧在内，应六八十日。肾与命门克应相同，不必另推。

推天元太素四季吉凶祸福法

心应在夏，微洪为平，主喜。弦长为相生，主有财。浮为相克，小灾。沉为克我，主大病。

肝应在春，弦长为平，主有喜。洪大为相生，主仕禄财旺，有喜。浮为克我，主大灾。沉又为相生，主有喜。

肺应在秋，得春脉为克他，主有小恙。得夏脉为克我，主人大病。得秋脉为相旺，有喜，进财。得冬脉亦为相旺，有官者加官进禄，平人却主灾难疾厄。

脾应在四季，得春脉相克，主有灾难。得夏脉相生，主进财。得秋脉生他，主见喜，大吉。得冬脉相克，主疾病，大凶。

肾应在冬，得春脉相生，主有喜。得夏脉相克，有小灾，精不固藏。得秋脉母子相逢，大吉利。得脾脉相克，有横逆灾害。

天干脏腑所属

胆属甲，肝属乙，小肠属丙，心属丁，胃属戊，脾属己，大肠属庚，肺属辛，膀胱属壬，肾属癸，三焦寄于壬中，心包络亦居于癸。这是天干脏府所属，有一首歌包括在内，诊脉时要记清楚。歌曰：

甲胆乙肝丙小肠，丁心戊胃己脾乡，庚属大肠辛属肺，壬属膀胱癸肾藏，三焦亦向壬中寄，包络同居癸肾堂。

地支脏腑所属

子胆，丑肝，寅肺，卯大肠，辰胃，巳脾，午心，未小肠，申膀胱，酉肾，戌命门，亥三焦。这是地支藏府所属，也有一首简括的歌诀在下：

子胆丑肝寅是肺，胃属辰宫卯大肠，巳为脾脏心居午，小肠属未申膀胱，肾居酉位命门戌，最后三焦亥里藏。

寸关尺三部所主腑脏说明

右寸，手阳明大肠经，金，主妻子；手太阴肺经，燥金，主父母功名；为家宅行人，为道路，为亲属，五常配义。

右关，足阳明胃经，土，主财帛；即足太阴脾经，湿土，主爵禄田产；为妻妾，为田庄，为爵禄，为财帛，五常配信。

右尺，手少阳三焦，火，主仆从；手厥阴心包络，相火，主兵权寿裔；为奴仆，为兵将，为夫马。

左寸，手太阳小肠经，火，主初限；手少阴心经，君火，主吉凶善恶；为主君之贵，为仕禄，为文明，为政事，五常配礼。

左关，足少阳胆经，木，主中限；足厥阴肝经，风木，主功名富贵；为宰相之官，为己身，为荣华喜庆，五常配仁。

左尺，足太阳膀胱经，水，主末运；足少阴肾经，寒水，主根基寿夭；为技巧之官，为祖宗，为寿基，为子孙后嗣，五常配智。

六脉守宫说明

心一朱雀宫

脉宜洪匀为吉。朱雀传喜，不许出宫，如出宫，主目下有惊忧，阴暗灾病，人事不和，忌三七日。脉若滑动急促，便是出宫之象，朱雀生灾。诗曰：

洪脉匀匀喜信传，出宫家下有忧煎，要防三七晨中应，急促来时灾祸延。

肝一青龙宫

脉宜弦长为吉。青龙进财，不许出宫，如若出宫，主兄弟不和，六亲不睦，官事留连，见贵不喜。脉若短促，便属出宫之象，青龙化煞，大为不吉。诗曰：

脉大弦长好进财，出宫亲族少和谐；留连见贵官无理，沉短青龙吉化灾。

肾一元武宫

脉宜沉石为吉。元武刑狱，不许出宫，如若出宫，主有牢狱官非，小人虚诈，恩中招怨，防备失脱。脉若缓大散失，便是出宫之象，元武刑厄，遭逢讼累。诗曰：

沉石停匀事妥宁，命门俱出狱刑并。恩中招怨人虚诈，失脱官灾祸亦侵。

肺一白虎宫

脉宜匀平为吉。白虎财喜，不许出宫，如若出宫，主家宅不安，妻妾灾病，谋事不遂，有喜折半。脉若洪大散失，便是出宫之象，白虎生灾，大凶大恶。诗曰：

脉动匀平喜化财，出宫谋拙主妻灾；妊娠若遇相灾半，沉紧家庭亦不谐。

脾一勾陈宫

脉宜宽缓为吉。勾陈进田，不许出宫，如若出宫，主子孙灾病，田产退失，交易相挠，忌三七日。脉若弦长，便是出宫之象，勾陈化煞，疾厄，失脱可忧。诗曰：

宽缓和匀进土田，脉来刚急散忧煎。子孙交易田财退，三七之中见祸连。

命一螣蛇宫

脉宜匀静为吉。螣蛇进财，不许出宫，如若出宫，主官非破财，小人口舌，怪梦惊扰，奴婢把持。脉若沉实失匀，便是出宫之象，螣蛇破财。诗曰：

脉沉匀静横财多，散失奴逃事不和。怪梦惊惶时出现，破财官讼费张罗。

八卦定初中末三运法

乾一，兑二，离三，震四，巽五，坎六，艮七，坤八。

男子要心部脉沉取，女子要肺部脉沉取，将他的卦数以断初年，而皆须肝部脉沉取断中主。一数为乾，二数为兑，三数为离，四数为震，……可仿此法按卦而推定之。有一首简明的歌诀在下，一看便明。

男子宜行东南运，属离震巽坤为顺；女人宜趋西北途，兑乾坎艮敛藏居。

男女各由宜利虚，并无克剥晦滞疏，若使乖张或驰背，谋多成败复趑趄。

八卦推断出身性情法

将卦数而推断其人之出身德性，要以心脉沉取为定，如得乾兑之卦，主胸中平坦，作事率直，性格温和。如得离卦，人亦光明磊落，德性如春日和融，可与相近。得震卦，其人必心直口快，不容他人激触，激触之定多恚怒。巽卦属风，风性善走，故主心无定见，依违善恶之间，言语邪僻，荒诞无凭。坎艮二卦，主阴沉狠毒，损人利己，完全小人之行，大大不好。坤卦八数，见之者是一颟顸之人，禀性迂缓无断，藏垢纳污，浊多清少。凡此八卦，如若细心推断，其人之出身性情，了然指下，必无错误。有一个总诀在下：

　　先以出身断德性，心官沉取而数定，乾兑之卦性温和，胸中平坦事无多。离卦光明仍爽丽，光风霁月如春和。震数心直口仍快，直性那容激触他。巽数为风无定准，依违善恶语言邪。坎艮无常沉狠毒，损人利己资包罗。坤主纳污又藏垢，性质迂缓奈如何。细将八卦推情性，邪正分（原文有缺）。

四部诀

　　心脉断吉凶，善恶，肝推贵贱，肺论克剥，脾胃定财禄。如心脉忽如蝴蝶舞，三至或一至的，主有重重喜庆，婚姻和合，子女光昌，添增人口，万事遂意。若一止复止，更加散乱无绪，主官司口舌，克日加临。短促而止，主失脱破财。三春心部洪弦而利，主人口安吉，婚姻成就，有官者升擢进级。若三部均数而有止，虚惊破财。脉柔滑长而相应，其人必天资明敏，学识超人。如珠清而流利，六脉无克，僧道之流，优游无戚。若本宫窒塞而不分明，定有歹心妄念，因心脉相通，切脉而可以知之。

三限脉诀

初限脉

火为初限，居寸，木为中限，居关，水为末限，居尺，若一限匀和，一限自通，三限脉都和而匀净，是属上上等，可以兴隆基业，荣华一世，福德两全。若三限都无可取，定主事业颠倒，境遇波喳，难得称心遂意。

初限属火，脉要和匀圆洁，应指分明，本部之中，没有进退，此为最好，主早年功名得志，兴家立业，声名远播；平人亦可发财享乐。但若心部伏沉，或兼短涩，此为本部不足之象，大不吉利，求官者主早年偃蹇，功名无分；平人亦主消耗破财。初限脉之于早年，竟有如此相关，诊脉时岂可不加注意。

中限脉

中限属木，脉要弦长，不失本形为贵。如弦长而指下匀和，息数分明，主资财发旺，人口增添，有官者加官进禄，喜气充盈；求官者三十岁以后大显达。若脉逢短涩，更带沉微，或伏匿散乱，至数不清，有官者必定降职失禄，甚则撤任受罚；中年人少得称心机会，甚则产破人亡。此中限脉，于三十以后至关重要。

末限脉

末限属水，本部脉要沉滑匀和，应指有力者为吉，如得此脉，定可加官进禄，财帛增多；或家道兴隆，百事如意；又主晚年发达，强身长寿。若尺部脉细而短涩，或兼濡弱，不及本部，此有亏蚀之象，主万事难成，巧中见拙，晚景恶劣，寿元不永。晚年人于此末限关头，甚属重大。

逐年小限诀

这是逐年小限，拿他来推五运中子母的。当土运而逢脉缓匀和，此有发旺之形，无灾无害，可保一身安宁。设或脉见弦长，相值行年之木，便是受克，主有失脱、灾殃、病患，因为土运是与心脉为子母的，木来相克，所以不吉。

水运与肺脉为子母，水运行年，最怕脉缓大而短，其象极凶，如大而迟，或沉而促，此为相克，遇之者轻则疾病，重则命终。水运要以沉石而兼长者为贵。

木运与肾脉为子母，边要弦长头尾相称，息数停匀，不失其木形为吉。行年若见浮涩，此是金来克木，主有灾祸，大不吉。

金运与脾脉为子母，金中本部须要见真形，主脉匀调，至数不乱，百事都可成功。大忌脉见短涩，而得离卦之数，主肺虚有病，祸害临身，因离卦属火，火刑金而生灾害哩。

火运与肝脉为子母，火运行年而入水中，此乃脉无根本，定主祸得重重；若得弦脉而归于心部，是名子母相逢，有凶可冀减半。逐年小限，照此推究，无不应验。

纵横逆顺四脉说明

尺寸得纵横脉，主有酒食佳宾，丰盛发嗣，长久吉庆。如脉来不顺而逆，反有灾迍。如水部乘火，金乘木，其名曰纵。火乘水，木乘金，此属相反，故名曰横。水乘金，火乘木，其名曰逆。金乘水，水乘木，木乘火，其名曰顺。我们先研究了前面几篇法诀，然后再辨得纵、横、逆、顺四脉，于太素脉之脉理，自无疑难可言了。

定六亲诀

肺为月孛之象，初气之数自此而出，故定父母。大肠乃计都之乡，故定妻子。若肺脉忽然而起，脉来三至，此为不及，定先亡父，后丧母。脉如四数，此属震卦之数，震为木，木反乘金而生刑克，定主克母。脉如奔涌，刑伤更甚。若脉应指而不分明，骨肉间定有不祥之事。

大肠脉定妻子，以浮取而断，脉来五数，主妻子贤良，无有冲克。若逢三至，于妻子有碍，生育儿女，最好先女后男，方能长大。肺与大肠本为表时，二经同取，若脉见浮洪而紧，此名火居金部，大大不宜，防有灾祸飞来，甚则刑伤克妻。脉来短促，三至而止的，主一世无妻，孤单终老。

本部脉分明不杂，可多得妻子之力，保持祖业，衣食丰亨。脉若七至，兄弟无成而败。九至者亢阳太过，更为不妙，兄弟虽有如无，一生颠踬，荡产倾家。如或沉缓而匀，应指分明，定得妻财。

本部浮沉应指虽明，而奔涌不定者，主妻子丑陋多淫，河东狮吼，凶悍无比。

女人肺脉见洪，此主福德。心部乃是夫宫（女子未嫁，夫宫在肺部，已嫁，心为夫宫。），欲推夫妻有无刑克，要以心部为主。若问子女，从小肠合肾脉推究，如浮弦兼长而三至者为佳，然亦须合流年月时参论，如得相生之脉，儿女定如临风玉树，易长成人。凡此六亲诸脉，如欲详细说明，虽万言而不能尽，我人诊脉之时，全在悉心审辨，有无克应，能辨别脉理，意领神会，自然指下无惑，判断准确，应验如神。

诊男子贵贱寿夭法

男子左手为主，左尺属肾，肾为作强之官，藏精与志，故男子以肾为一生之本，生男育女，强身益寿，全恃精血盈固，如精血充足，可生强健之子女，可享松鹤之寿算，反此则夭而乏嗣。故太素以肾定子孙根基，寿夭。

如此脉沉而有力，往来息数，和匀分明，异乎常格者，主平生贵显，衣禄丰盈，又应一身之根基稳固，寿算绵长。若脉来去无力，息数欠匀，乃是根基不耐，末年贫寒孤苦，或中年夭折。古语说："灯无膏则暗，人无精则亡。"可见肾属藏精之府，精固则脉强，精竭则脉衰，关系寿夭，至重且大。如脉得沉深匀滑，来去有力者，可卜寿至耄耋期颐。故欲占寿算，先诊肾脉。

诊夫妻子孙奴仆法

左肾脉沉而有力，清而不杂者，主父母祖宗荣旺，家道丰盈。右手脾脉，男子可为妻才宫，若阿阿如春天杨柳之状，往来息数和匀，主妻子有才，有财，小而无力，妻力难得。若左关脉大而和，右关常缓而有力者，主兄弟子孙众多，相互辅助，兴家立业。右尺部有力，息数不混，主奴仆旺主，得他人相扶之力。

诊贫富脉法

脾胃脉主田宅，财禄，如得脾脉生旺，胃脉和长，往来息数缓而且匀，其人定主富而兼贵。如往来不调，兼带濡弱者，财不能聚，家不能丰，终难发达。脉如先大后小，先富后贫。先小后大，先贫后富。此脉缓大而清匀，至止分明者，常人主巨富；做官的可至极品。若缓大沉而兼涩者，其人虽巨富而极悭吝，一毛不拔，所谓守财虏之脉也。

定富贵诀

有骨如无骨，纤纤指下长，脉来三部秀，定见是侯王。

骨软皮肤滑，温圆类玉光，脉条长缓细，荣贵坐朝堂。

两手无疵黑，肌清脉润藏。心田无滞碍，富贵积仓场。

我们读了上面这三首诗，大都已自明白。本来人身之骨节是象金石，要它峻，不要它横，要它圆，不要它粗，不论人身肥的或瘦的，最好是骨藏而不露，骨与肉相称，气与血相应，方是上品。假如其人有骨如同无骨，三部脉均秀丽，指下长而相应，息数清匀的，定是侯王之辈，富而且贵。

又或骨软而藏，皮肤温润滑腻，色白如玉，而有光彩，六脉和匀长缓而带细，此属上上格局，其人必定贵显有为，为政治上有名人物。

再若两手无疵无黑，肌肤清致，脉深沉而有力，清匀而不乱，此必心旷神怡之人，胸无滞碍，丰衣足食，米谷充廒，极富之脉。

以上所论的三种，都是轻清合度之脉，富贵两全，或不贵而富。

定贫贱诀

面涩身手粗，脉来没定居，其人多不足，到老是穷夫。

骨粗皮肉黑，下手冷如冰。脉候多洪大，终为贫贱人。

皮肉粗且硬，六部脉纷纭，平生足受顾，定是苦辛人。

以上三首诗，都是重浊失度失格之脉，遇之者定主贫贱。如其人面貌涩浊，身手粗糙，脉来无定者，主一生贫贱，穷苦到老。

或骨粗皮糙，肌肤涩黑，冰冷如石，脉候洪大，息匀浊而不清者。亦主贫贱。

又如皮肉粗糙且硬，骨不掩藏，六部脉纷纭无定，或胆脉细微而不健旺，主一生为人服役，辛苦终老。

又如脾脉见洪，本部奔涌如潮，至数参差无定，主一生财利虚空，早起得钱，晚间空手。

定穷通诀

若问穷通，须参脾脉与肝脉，脾主田宅，如诊得脾脉指下如散沙一般，或短而急促，定一世田财不聚，奔波劳碌，穷居茅屋终身。如肝脉本部清明轻匀，三关流利，如珠走而圆净，其人定通达有为，发扬光大，功名易如拾芥；常人亦得诸事遂心，财获万倍。**此必须细推肝脾二官，依脉下断，不爽毫厘。**

定尊重诀

凡尊重之脉，见沉而隐隐不乱，分明而不滞涩，息数如常，没有迟速；又要总参六部，如六部都匀和相应，清利而微带滑，如珠在水中一般，此有沉重安稳之象，得此脉者，定能出人头地，声名远播。

定智慧诀

凡定智慧须诊肾脉，因肾为作强之官，技巧出焉，智慧自系于肾。如肾脉沉滑而有力，往来不滞，此人必有大才，文章压众，智谋俱全。但肾脉在尺，尤必须左寸心脉相应，如得心脉洪匀而顺，此是两仪合德，水火相济，其人之智慧定胜常人百倍呢。

定喜怒诀

如按寸关尺三部俱弦，肝宫必更弦劲旺动，若得震离二卦，木火交张，主性躁刚烈，难激触，多恚怒，不能容忍，要发泄了才休。如心部脉浮大而散，主性多喜悦，接人和蔼，意思欣然，而心志清明善断，不生偏倚。脉若浮大散而止结，其人心事定多忧疑，自家难决。

定僧道诀

凡诊得肺脉如水流珠润，来去清明，息数停匀，其他诸部没有特别形象，而与肺宫本部相应者，定是僧道之脉。因为僧道寄身方外，既无愁虑相牵，又没声色诱引，神清气净，血脉匀调，心志宁静，故其脉常轻清流利，无重浊滞涩之形，福德清高，与众大异。然此诀是指苦行清修，起尘脱俗，真正的僧道而言，若不敲木鱼，不念经礼忏，专门在外饮酒吃肉，嫖妓宿娼的淫僧恶道，当然不会有此脉象的。

分别脉中性格法

性格与人有莫大之关系，如性慈者好善，性狠者好杀，性贪者好财物，性慷慨者好施与；……这里不暇细说。性格是拿不到，捉不来的，我们欲知其人之性格好歹，可不是一件易事，只有太素脉诊断之下，性格之如何，便能了然于心，而从指下以判别之，如其不信，且看下文所说。

如诊得寸口脉浮滑而清明，来去不疾不徐，主其人聪明多智，富于理解力；脉若再兼宽缓，乃是贤而有名之人。脉若沉而带粗，形象见浊，性多愚而少智慧。如脉来撞指，次数混杂，主赤骨贫寒。寸口脉小而明，人必贤良；小而实则狠毒；小而滑定克子，早年有子难留，晚年方保。但脉若过浮，主性急多嗔。男子当主左寸，左寸属心，心通于脑，生理学谓思想灵敏之人，脑力充足，旧医谓心为君主之官，神明所出，可见心或脑——为人身最重要之器官，心清者多敏捷，心浊者多愚鲁，新旧之说虽异，然心脑相通，其理则一，故心脉清明匀和者，聪明多智，沉粗而浊者，愚笨无能。至于脉来撞指，次数混杂者，明是心脉糊浊而乱，心为一身之主，心脉既然糊乱，心自失其灵明之力，谋生无术，坐吃山空，当然要赤骨贫寒呢。我人能凭此理推究，则对于以下的脉小而明，小而实，小而滑，等等，无须解说，也能诊察下断哩。

心脉洪而胆脉弦长，或清弦而微软，主志气坚强，不屈不挠，刚柔果断，有仁有义，英雄一流。本来胆为肝之副，中正之官，决断所出，勇敢能为者谓之有胆，故志气坚强而不屈也。

肺脉息数均匀，有根而不浮促者，定是光明正大，君子之人。若兼紧数，其人虽属好男儿，却是性气高傲，万般不肯低头。脉来浮紧，定主性急不耐。脉来软缓，主性慢迁延，作事迟钝。

肝脉轻浮而弦者，为人定多机谋，而贪花爱酒，性喜风流，至老不改。脉缓而微弱，定是胆小之人，常多虚惊。（肝胆相连，胆寄于肝。）脉若弦长，带一点刚劲之象，其性定不善良，小事也不能容忍，多言多语，好惹是非。脉常轻盈中正，性好结交。喜助人，有侠气，具智谋而不弄巧。

心脉频来而促，主作事没有始终，朝三暮四，万般好学，到老却一事不成。

心脉或促或缓，数不均匀，性情喜嗔多变，尤善损人利己，要别人慷慨，自家却吝啬异常。脉若粗大微浮，性好闲而喜游荡，不思己过，却说人非，而又自恃强念，说世间没有难事，但自家却一事不做。

肾脉清缓而洪，虽洪而不过甚者，主性多厚重而具机变，兼擅文学，是一个忠厚持重而不受愚之人。（忠厚者往往为人欺弄。）脉若微而兼数，性主贪花好淫，贪杯好酒。肾脉数，此属肾中有火，火亢则性神经贲张难遏，常思发泄情欲以为快。

脾脉缓而沉，主其人性多轻率，不思振奋，厌事而善闲暇，朝吃三餐，夜图一宿。脉若缓而不沉，息匀中和，应指分明者，必性慈好善，济苦救贫，自家力行节俭，损己以利他人。如脉沉而滞，性好清闲，虽然不作僧道，也是空山隐遁之人。以上种种，对于人之性格，虽然未能尽列，但亦已有十之二三，我们苟能据此以□□研究，神明变化，则指下推寻，脉难遁形，性格之善恶好歹，可不翻书而自能分别呢。

总诊三部脉法

三部脉形都浮，定是胸高气粗之人，易招凶祸，难得善终。三部脉都弦，须要将虚作实，无病者乃是杀牛屠狗之辈，有病定患风颠。三部脉微，主终身乏嗣，不为僧道，也属无后之人。三部脉沉，主有女无男，终身难得一子。三部脉都分明清匀，其人性好洁净，灵敏多智，处事公平。三部脉滞而浊，性多粗忽，谋事百无一就，到老难成。三部脉不调匀，为人多言多语，喜攻别人之短，不思自家过失。三部脉清而流利，聪明智慧，然性好酒色，喜与人征逐作乐。

三部脉芤，名高而不作官，富而不贵；女人见此脉属血虚，不能生育。三部脉滑，主智勇双全，立功边域；若滑而兼粗，定做窃盗；女人滑而散，主多淫。三部俱实，人品清高绝俗，谦和好善，救济贫乏，没有求官之念，不存幸进之心；女人见此脉，难得美满姻缘。三部脉紧，为人有好胜心，先进后退，有官者早得志而晚失意，但可保衣禄无忧。

三部脉缓而清，主功名显达，为国家立大勋劳，寿元永久，妻子随夫显耀。三部脉涩，有钱却吝啬异常，富而作贼，性多执拗。三部脉迟，主性缓多延，喜奢华，慕虚荣，寿命短促。三部脉濡，已身贵而刑妻克子，自成基业，到中年后方有儿孙之望。三部脉弱，为人聪明而志不高超，作事不顺，家业难兴，寿元难久。

阴阳灾福脉法

心脉而见纯阳，此属气血俱旺，精神充足，能成大事，立大业，名驰中外，富贵两全。若兼两手关脉滑缓大而润者，一生事业顺适。肝脉纯阳，主有贤子弟，好子孙，兴家立业，强父胜祖。脾脉纯阳，定能田财俱足，求事必遂。肾脉纯阴，主得妻贤惠，家庭和乐。命门脉纯阳，主奴仆忠诚旺主。

心脉纯阴，主处境多逆，事业不遂。肝脉纯阴，定是优柔寡断，阘茸无能之人。两肾脉阴，小人之流，意念阴险。六部纯阴沉静，一生不能得志，无人识拔。但脉不能专从阴阳下断，要看其人之长短，肥瘦，等等，如肥人脉得宽缓而清细者，正是福德。瘦人脉大宽长而秀者，正是发达之象。要看人之赋禀如何而定，不能刻舟求剑。

推官禄福德脉法

官禄，福德，须推肝胆之脉，如肝胆脉实，而息数微欠匀调者，为官虽安于其位，却少清声。若细而紧，外庄重而内轻薄。若浮而高，或短而涩者，主为事强词夺理，坚执不移。如沉沉而少清明之象，公事决断常不持平，设或求官，前程难达。

官禄之脉，最须注意进退之位，如寸口脉本体洪弦大而散，此是官禄旺象。若得沉细，为没有仕禄，在官者失位，在私者有灾。如脉洪而弦于寸口，其人有干练之材，得官甚易。若兼寸口紧滑，息数清朗，如一点明珠者，定为政治上掌握大权之伟大人物。

诊断福德，要五脏之脉都流利分明，指下如念珠一般，不过旺，也不过低，如此方好。若能五十息不止，兼之没有断换者，此定为巨福之人，心部见之的为上等福德人，此等脉最难得。若关尺中洪润而分明的，为中等福人。再次者便不能为贵。

心者火也，为一身之主，四脏为佐，在公则吉，在私则凶，左右寸口管于公文，又主福禄之位。凡诊官禄进退，要分清楚四季而定断，若心脉洪紧分明，须察禄位迁权，五掷而洪紧分明，主五日有禄喜。二十掷分明者，半月外有禄喜。如此，再察六指下脉满指而来，形象安稳，便有喜乐之事。若如春三月等脉者，却未免美中露疵，主人口远出，或事物失脱，此乃木生火泄气之故，其理宜加明辨。

肾经属水，脉取沉硕为正，沉则智生而喜至，在公为公，为寸在左，为尺在右。如欲察脉有禄与喜否，也须如上节之法，五掷住而洪紧分明者，五日喜至。十掷住而洪紧分明者，七日内有官者升官加禄，无官的进财有喜。二十掷而住者，半月内有禄至。四十掷洪紧流利而住者，四个月内有禄或见喜。但诊时必须参年岁腑脏而下断，万无一失。

推官禄福德之脉，最着重心、肝、肾三部，能参透此三部脉如何克应，下指静候半小时，便能决断，故本篇中专论心、肝、肾三部，而未及肺脾二部。读者如欲研究，或尚有不明了之处，可以参看"五脏克应脉法"，和第四编"四季太素脉"等，自有径路可通，入门开悟。

推三学堂法

肝为身学堂；肺为外学堂；肾为智慧学堂。

这是论文学功名的推测象例。肝为将军之官，谋虑出焉，故为身学堂。肺乃相傅之官，治节出焉，故为外学堂。肾属作强之官，技巧出焉，故为智慧学堂。本编第一篇"太素脉总诀"，对于十二经已说得明白，不必再行烦絮，我们只要诊察此肝、肺、肾三部脉，如此三部都流利秀静，便是三学堂根基深厚，读书求名，稳可到手。三中有一少佳，便不能发展大事业，功名总归有望。三部中只有一部好，二部平平，虽不能求名即达，然亦读书迈进，作文惊众，希望在于将来。但如三学堂流利之中，却带一点弦长，预防年内灾病。

分三级官格法

心脉流利条长者为上上级；肝脉流利条长者为上中级；肾脉流利条长者为中下级。凡此三级，要脉中不见刑克，岁时不见刑克，方能定断。如见刑克，便属破象，主有落职闲散之忧。

推文武官出身法

　　凡左手寸关尺三部脉流利秀长，定是正式功名之官。三部匀秀有根基者，侯王之脉。右手寸关尺三部脉流利秀长者，主异路功名出身，政治上大红人物。左手寸关脉急大出指，右手脾与命门脉出关急促而不乱者，是为武官之脉，且得大贵。

　　凡心官弦秀而洪，或兼三级流利之形，更人迎脉长而秀丽者，定是政治上极顶人物。若手握军事全权，政治上兼具绝大势力者，可比昔之公卿将相，此等脉或不左右手三部皆流利，只肺脉与肝脉流利，其他脉或沉或急者，亦可为贵。若更人迎气口脉条长流利，亦为全国声望最高，职位最大之伟人。再有心肺二官洪秀而清，缓急相等，两尺部洪缓如箭头者，从前可至出将入相之位。

推迁移脉法

　　假如问官员迁移与否，要小肠与命门俱动，小肠虽主迁移，但必须合肾同参。命为驿马，又为厨灶，若一动一不动，不须再拟议，末逐定了。若两有所动，迁移之兆。更要察肝部人君贵人之位，脉象如何，如得不偏不邪，无克无失，定主升陟，反此就要出降了。但推察之时，仍要本脉秀匀与心部脉都好，方为全吉，不如此，吉事减半而论，位脉为次，又以三部定其过去未来之象。大抵审脉但须表里，五行，四季得意，不必件件要依据成法，如俗语所谓"死钉木头"，若能临时以意消详加减，审定何脉为主要，何脉为次要，而后下断，自然推必有中了。

推究升迁之脉，全在青龙喜神（参看"六脉守宫"）动旺，两尺相合；心宫文书动应三合者，吉兆，缓和者守旧，滞涩者不利。又肾脉动滑，心脉宽洪相应者，升官加禄。

推尺部脉法

凡仕庶，官宦，富贵，疾证，喜怒，忧思，愁虑，房室，起居，祸福，生旺，以及春、秋四季，风、寒、暑、湿等一切疾病，皆须细推尺部，再合其他部位而参证之。如：

尺部滑而秀，为官显达。尺起匀秀，长子财物丰足。尺部清宽而分明，次子为官显达。尺沉宽而细，次子财物旺。尺弦长而秀，为官春季得意。但弦秀者，得意于夏季。尺滑而宽者，为官秋季得意。沉清而秀者，冬季得意。缓而明秀者，四季大得志。尺沉数忽而不见，主鬼魅死。尺部浮，鬼魅不死。尺宽而散，病痔漏。尺紧数妇人生子危而不死。尺洪大而数，母死子活。尺洪而结，母活子死。尺洪实，病肠热垢积，大便难。尺芤，病尿血。凡此所举，不过十中一二，恕不能一一胪列，可合"杂断"篇而参证之，自能领悟。

杂　断

寸脉洪长宽缓实大；或洪实缓秀；或洪弦而大，为官可列上上级。寸脉长大缓实，或浮洪不绝，或浮实弦缓，可为中上级官。寸脉长缓实秀，或洪紧实大，或弦缓宽大者，则为中下级的官。寸脉沉实不绝，在官有病。寸脉弱而缓小，在官死。寸脉沉虚不实，有官见杀。寸脉滑缓而粗，有官囚杀，不见六亲。寸脉洪而不绝，初年为官。寸弦不绝，中年为官。寸浮不绝，末年为官。寸濡尖藏，官遭贼劫。寸脉迟滑，官死，尸不全。寸洪滞失匀，先官后贫。寸弦洪而宽，先贫后官。寸脉紧促，有官无子，绝气。寸脉洪宽而秀，在官得意。寸脉芤伏，有官出家。寸脉洪缓不绝，休官为富。寸洪而不定，休官为贱。寸实宽缓，有官无祖业。寸弦而清秀，官得横财。寸洪缓实滑秀，官有祖业。寸紧实不绝，官得小人财。寸紧而宽缓，官得老人财。寸紧多滑，官得女人财。寸弦半宽，文学兼武艺。寸动洪滑，官得贼人财。寸沉细欲绝，在官落水死。寸脉弱不分明，为官气死。寸脉小缓不见，为官睡死。寸脉促而常弱，为官风瘫。寸微虚小，为官落马死。寸短细而沉退下，为官夜梦惊死。寸脉滑而雀啄，从军远征而死。寸洪太过，在官热死。寸濡沉伏，有官服毒死。寸神伏小，为官雀目死。寸微浮带芤，为官因家不和失位。寸细小带弦，为官被人夺位，不得官，出门横死。寸脉滑细而迟，为官虚名无实者死。寸洪宽大，衣禄不绝。寸沉濡反洪，先贫后富。寸脉牢洪，先富后贫。寸脉滑，或洪，或沉，为官一世，名利俱无，空费精神而死。寸洪带滑，为官初发。寸脉沉缓带洪，为官未发。初发的寿夭，中发的六亲荣耀，未发的子孙富贵，代代荣昌。此一节偏于做官的方面，欲推其他，且看以下各节。

　　脉有七表，八里，九道，除兼脉不计外，已有二十八类，其中有克应相生；有败，绝，孤；有官禄；有富贵；有贫贱；有夫妻互克。有……言难尽述，概括一句话，要辨脉清楚，克应分明而已。

　　如心脉细而伏，夫克妻。心洪大而散，妻克夫。心紧散不明，夫克三妻。心沉细不足，妻克三夫。心脉滑浊，父克子。心脉微小，母克子。心洪弦大散，子克父。心缓平而散，子克母。心洪缓滑而清，子得父旺。心浮滑不利，父得子旺。心脉义秀，母得子旺。心实宽大明浮，子得母旺。心洪大实秀，得伊子多旺。心滑而明净，得女婿旺。心弦伏，不得子旺。心脉沉涩不明，不得女婿旺。心脉细缓，子多得力。心紧而秀，得外人旺。心芤缓或洪实，得出外旺。心缓而明秀，得奴仆力旺。心促不明，不得奴仆力。心宽大分明，得田旺相。心缓而浊，不得田旺。心弦而明秀，得六畜旺。心微迟伏，不得六畜。心洪秀分明，得兄弟力。心浮大分明，得姊妹力。心缓宽细，不得兄弟力。心动实浊，不得姊妹力。寸洪不绝，或缓大而宽，得贵人财物，田园六畜。寸长沉细分明不宽，有害贵人，不得财物。心洪芤不绝，害贵人旺。

尺、寸二部，上面已都说明，今再推究关部，虽然只说关脉，总须合而参证为准。关脉弦涩不分明，少夫娶妻便克。关弦长而实，老人娶克少妻。关宽紧分明，妾生子贵旺。关缓伏，妻妾败家。关沉短，妻有二心。关细沉缓微，夫妻同死。关洪弦宽大，财物不散。关洪大分明，有文官立。关实宽秀，有武官立。关紧长分明，子孙得官。关芤秀分明，有次妻旺。关洪大分明，夫妇有男女，大旺。关涩不秀，不论官民，生子多病或眼瞎。关虚微，耳聋。关长伏，哑巴。关促结或伏，瘫癫。关结弱，痨蛊。关濡软，声音低小。关微小不分，有疮痕。关迟，生痛疽。关芤，生瘾疹。关实，麻痒。关涩，咳嗽。关浮涩，哮喘。关洪散，癫痫。关微弱，重物碾伤，死。关结短，妻妾或子妇难产。关迟伏，投井河死。关结大，饿死。关迟涩不见，冻死。关牢沉不见，作文才尽死。关滑绝，自缢死。关沉濡，食不充足。关微短，喉闭而死。关扰滑，身体臭。

诊太素脉要诀

一个人得父精母血而生，受天地冲和之气，经脉，脏腑，筋骨，皮毛，都互相有连带之关系，而诊察吉凶，祸福，疾病等，脉理最为重要。所以我们诊太素脉，第一要聚精会神，注意在三个指头下面，对于寸关尺的部位，必须按得准确，定得清楚，然后推究脉息浮沉，大小，起伏，来去，分辨阴阳，清浊，表里，克应，何脉为主要，何脉为次要，或以本部定断，或须合而参论，总之，其中全在精细，正确，分别明明白白，心上清清楚楚，自然判断吉凶有准，审辨疾病无差。狐疑莫决，此为大忌。

大抵脉形圆净，至数分明的，谓之清；脉形散涩，至数模糊的，谓之浊；质清脉清者，富贵而多喜；质浊脉浊者，贫贱而多忧。质清脉浊，此为清中之浊，外富贵而内贫贱，失意处多，得意处少。质浊脉清，此为浊中之清，外贫贱而内富贵，得意处多，失意处少。若清不甚清，浊不甚浊的，那是得失相半，没有多大好坏。

脉清而长的，富贵而寿；脉浊而促的，贫贱而夭；清而促的，富贵而亦夭；浊而长的，贫贱而亦寿。

若男子尺脉沉实而有力的，定主多子，涩弱者必乏嗣。女人尺脉滑实而有力的，必多生育，涩弱或身体过肥过瘦的，定难生育。所以脉之轻清重浊，有力无力，最要辨得分明，辨明而后下断，百无一失。但是诊脉之时，也不可专注他人，自己先要顾到，此刻自心里有无惑乱？气息是否调匀？自家先行检点一下，必使息数匀平，神安心定，然后下指为人诊察，方能审脉精详，判断准确。（不但诊太素如此，便是诊治疾病，也须如此。）假使心浮气粗，神不专注，自身脉息气息尚未调匀，何能诊察他人之脉，诊脉者对于此点最宜注意。

凡诊太素脉，最好在五更天明之际，寅时或卯时，此际心神安定，血气未乱，饮食未进，经络调匀，诊之最有准验。若仓促而诊，血气未定，心神烦杂，如何有准。欲诊太素，不分男女，只须年纪满足十六，诊者与被诊者相对而坐，彼此凝神停足，闭口不语，时候要久，地方要静。这时诊者细参脉理，推究灾福，更看年、月，日、时，阴阳，五行，表里，清浊，等等，其中有无相生相克；又须分别四季脉候，或弦，或洪，或毛，或石，审辨确实，分别清楚，克应与否，最要留神。本来脏气喜所生而畏所克，如春得秋脉，此是肺来克肝，应死于秋，庚日笃辛日死，时则申酉也。夏得冬脉，也只须用此法推论，一推便得。至于脉候息数，流行脏腑，诊脉轻重法等，已于第一第二编中说明，不再复述。

太素脉七诊十忌

七诊：诊宜平旦，一也。阴气未散，二也。阳气未动，三也。饮食未进，四也。经脉未盛，五也。络脉调匀，六也。气血未乱，七也。

十忌：一忌，饱食之后。二忌，喜怒之后。三忌，用脑之后。四忌，行房之后。五忌，争斗之后。六忌，醉酒之后。七忌，久行之后。八忌，久坐之后。九忌，疾病之后。十忌，哀伤之后。

一、饱食之后，胃力充盈，脾气健旺，右关脉必实大而浮。二、喜怒之后，心肝脉必不如常。三、用脑之后，心肾脉必微弱。四、行房之后，精气两耗，肺肾交亏，脉涩弱无力。五、争斗之后，余怒未息，气血贲张，肝胆脉定多洪盛。六、醉酒之后，因酒性升提，脉必浮大而数。七、久行伤筋，肝主筋，筋伤而肝脉必变。八、久坐伤脾，脾脉定弱。九、疾病之后，正元未充，脉多濡软。十、哀伤之后，肺气必虚，肺气虚而脉亦变异。凡此十忌，十中犯一，便不能诊太素脉，因血气失常，心神未宁，脉多变异，不可据此而定断也。

第四编　四季太素脉

春太素脉

春季摄生法

内经曰：春月，阳气闭藏于冬者，渐发于外，故宜发散以畅阳气。故又曰：春三月，此谓发陈，天地俱生，万物以荣，夜卧早起，广步于庭，被发缓形，以使志生，生而勿杀，予而勿夺，赏而勿罚，此春气之应，养生之道也，逆之则伤肝，夏月寒变。故人当二月以来，摘取东引桃枝叶各一握，水三升，煎取二升，以来早朝空心服之，即吐却心膈痰饮，宿热即除，不为害。

春深，稍宜和平将息，绵衣晚脱，不可令背寒，寒即伤肺，鼻塞、咳嗽，但觉热即去之，觉冷即加之，加减俱在早晚之时，而于食后日中也须留意，恐致感冒风寒。不可衣薄，犯之令人伤寒，发热，消渴，头痛，春冻未泮。衣欲下厚而上薄也，大风大雨皆宜避之。

李东垣氏曰：木在时为春，在人为肝，在天为风，风者，无形之清气也，其时脉当弦，而六部俱见于本脉之中，又必缓于四至五至，是谓有胃气。脉经云：阿阿缓若春杨柳，此是脾家居四季。夏，秋，冬亦如是，善调摄者百病不生。间有失调，或伤冬寒，至春发为温热之病，故曰寒受热邪，名为伤寒，左脉浮紧而辨。

若当春伤风即病，左脉浮缓而辨。又有饮食不节，房室劳役过度，则为内伤发热之证，当以右脉盛大而辨。素问曰：春伤于风，夏生飧泄。故人能慎起居，忍嗜欲，薄滋味，重清洁，定可却病延年益寿云。

定流年春脉诀

木内火来时，欣然事事宜，居官加禄位，求财万倍归。

木内火来，乃春令应该木旺主事，肝部而见心脉，此属子母相生相逢，不是欣欣然而可乐么？故见此脉者，居官必升，求财必倍，家门中百福千祥，定多喜庆遂心之事。

肝脉见贵

肝、胆二宫，木主功名贵达，如诊得胆脉清长，肝脉匀缓分明或弦长者，定主贵达。若肝脉细沉无力，定是孤寒之人。再如肝脉弦长，胆脉均匀而清，虽能得官而不达，必得心部洪匀相应，才可少年发达，中年挂印封侯，威权无上，功成名遂，一世荣华。

肝脉之印绶官禄

肝脉最要弦长流利，如脉来动而更弦，息匀清长者，为人尊重而有威权；若还三按不断，可做到上级之官。但脉若旺动太过，反主克头生之子女，或中年破败，与子女各自东西。

要知官禄职位，不能但诊肝脉，须并参胆脉。如胆脉清柔，得左寸心脉洪柔相应，其人必少年显贵，到老福德两全，人称长官。如肝脉指下清长，胆脉相和，不亢不低，逢辰戌之年，定能得志，为政治上头等人物。但若胆脉过于和柔，肝脉阴沉，不见弦象者，便有官可做，不是遇到闲讼闲非，定是上台便倒，因为木无制不弦，木而见阴沉之象，形象已反，所以不得悠久哩。

时当春季，胆脉应指弦长，而兼圆如珠颗者，必主初年功名成就。如没有珠颗之象，力弱而阴，劳而无功。如常见一弦，宜于晚发。但寅申巳亥之年不应。若得三部宽长，胆脉更带长弦，豁然应指，如跃龙之动者，必得贤人识拔，匡扶翊赞，官高位安，一生如意。肝脉弦缓分明，而兼宽长不涩，定能居官显耀，终身荣贵。凡诊肝脉，必须合胆脉相参究，因胆寄于肝，肝胆有相连之关系呢。

肝脉清浊

肝脉之轻清者，必荣贵禄丰，相貌堂堂，眉清目秀，为人温良恭慎，情义俱足，至二十四岁以外，定能发达。脉若重浊，其人不是狠毒无情，定是愚骏不智。

心脉清浊（春见夏体同）

心脉之轻清者，人必神采骏逸，聪明澄澈，待人温和，谦恭而有礼貌，若然为官，可列上上级。本部脉如更旺而无滞无碍，至三十岁左右，贵显可期。脉若重浊，必定外表无神，眼视不明，舌短而语言含糊，性情怪僻，行为诡异，不逢杀身之祸，定是青年夭折，抛撇父母而亡。

肺脉清浊（春见秋体同）

肺脉之轻清者，定为气足神完之人，皮肤润泽，毛发丰足，才学俊美，性善诙谐。若轻清而至数足者，至三十六岁必声名大显，武功或文治振于全国，为一有名的伟人。脉若重浊，其人必无情无义，贪婪不仁，不拘礼数，到头归于贫贱，或竟因愤恨而丧生。

肾脉清浊（春见冬体同）

肾脉之轻清者，人多智功，待人处事，慈祥和悦；若更清匀畅而不滞，必能贵显。脉如重浊，定为无情之徒，或多愚少智，贫贱而困厄。设脉形全无一点清澄之象，一生不得出头。

脾脉清浊（春见四季同）

脾脉之轻清者，为人尊重而有英豪之气，精神振奋，敢作敢为，逢到戊己之年，定能名成业立，晚景如饴，寿数绵长。脉如重浊，必是言而无信，好以诳语欺人，或如风狂一般，胡作胡为，寿元不久。大抵脾经见此脉象，虽有左部心脉清洪相应，不能算好，即使发财，亦是个为富不仁之人。

肝脉见煞

肝脉微涩而兼沉滞者，有病难医，无病见煞，主破财亏耗，人口损失，骨肉分离。肝为藏血之脏，病见此脉，定属寒邪内伏，脏气有损，肝虚营亏，新血不生，旧血枯竭，难治难愈。

肝脉主灾

肝脉动而迟者，此为灾病来临之兆，若连连举按，脉不应指，至夏季定有灾殃飞来，骨肉残分。如脉来动而滑疣，不遇破财，定有讼累。若脉如毛而无力，寿命不长，中年夭折；便不夭折，也须离乡背井，飘流异地，没有良好收场。脉若应指迟钝，主少年多病；兼之举按无力者，定须家破人离。脉在指下沉沉难辨，别部没有火气来应者，定主中心彷徨，若逢灾祸，奴婢逃走，失踪难寻。如三部俱弦，忽然浮大应指，息数莫定者，主有惊忧之事临身，祸患难脱。

肝脉见梦

肝脉实而频来指下，更带一点长形者，睡中多梦，或见长松高树，或登山越岭，或入深林，或居幽暗，梦多烦乱，梦境纷杂，醒后疲怠异常。内经曰：阴盛则梦大水汹惧，阳盛则梦大火燔灼，肝气盛则梦怒，肺气盛则梦哭。本来心主血，肝藏血，肝血过盛，心经因受其牵连之关系，心上遂幻出种种梦境，此完全因血盛引动心经所致。若依新医的学理来说，乃是肝脏血液过于旺盛，鼓动一种主思想意念的神经，神经上起了作用，便幻化出各种烦杂的梦境来了。肝脉实而带一点长者，便是肝中血盛之征。

春见肝脉

春中而得肝脉条长清柔，此为脉象应时之兆，有吉无凶。春旺于木，木当主令，此部脉中若见火形，是为子母遇合，木火相生，主有福禄喜庆。脉若沉弦四十至而无断者，可为上上级之大官员。

夏见肝脉

夏见肝脉，无疑的是好脉象。但若诊得本部中见肺脉，此为金来克木，主刑妻克子，要见哭声，大凶大坏。假使不入本部而到火官，金有所制，便得逢凶化吉，见喜降祥，应在二七九日。

秋见肝脉

木与金相刑克，木部之中最忌金来，如见此脉，须防父母逢灾。但苟得水来相救，相生相顺，可以免除灾厄，遇难成祥，脉中之变化不可不察。

冬见肝脉

木到水位，喜事占先，水来扶木，喜更重重，本来木须得水而生也。此季而见此脉，月望后即不应，至冬至以后，有官者定能升官进禄，无官者财喜重重，应验不爽。

夏太素脉

夏季摄生法

内经曰：夏月，人身阳气发外，伏阴在内，是脱精神之时，特忌下利以泄阴气。故又曰：夏三月，此谓蕃秀，天地气交，万物华实，夜卧早起，无厌于日，使志无怒，使华英成秀，使气得泄、若所爱在外，此夏气之应，养生之道也，逆之则伤心，秋为痎疟。故人常宜宴居静坐，节减嗜欲，调和心志，此时心旺肾衰，精化为水，至秋乃凝，尤须保啬以固阴气，常食热物，使腹中温暖，生瓜果茄，井水冷食，粉粥蜂蜜，尤不可食，食多秋时必患痢疟。勿以冷冰沐浴洗手而淋背，使人得虚热，眼暗，筋脉厥逆，霍乱转筋，阴黄之疾。勿当星露风而卧，勿眠中使人挥扇，汗体毛孔开展，风邪易入，犯之使人患风痹不仁，手足不遂，言语蹇涩之病。年壮不觉为害，亦种病根，气衰之人，如桴鼓响应矣，酷暑尤宜慎之。凡夏不宜极凉，极凉则心泡浮寒，而秋冬肺与肾有沉滞之患，然大热亦有所当避。

素问曰：夏伤于暑，秋必痎疟。慎者却之。其或春伤于风，清气在下，至长夏而飧泄者，则右关足阳明、太阴之脉弦紧大辨之。又夏至伤冒暑者，则左脉微虚弱而身热辨之。或脉伏者，此手少阳与胃应也，则霍乱，吐泻，转筋，四肢厥冷，身无疼痛，乃心火旺盛，六部脉该微洪，于本部而缓也。素问曰：夏伤于暑，秋必痎疟。故夏至一阴生，人当节减嗜欲也。

定流年夏脉诀

火中如见土，夏喜足文才，洪缓当时应，无求财自来。

火中见土者，乃是心部中见脾脉，亦子母相生之理。夏令本该心火旺相管事，脉得洪缓，是足太阴脾经子恋其母，故能万事亨嘉，家庭吉庆，官必升迁，财禄大旺也。

心脉总诀

心为一身之主，其位最尊，故文明，吉凶，功名，发富，清贵，都在此宫。如脉来宽缓而兼肝脉之象，不是贤人，定为贵官。脉若更带弦洪，去来不滞，定卜起群轶伦，一生荣华。心脉中见土象，得财添财，见喜进喜。如加洪滑时动，动而不乱，出外求财，定能遂意而归。心脉指下均匀，洪旺而不过亢。长而不断，主平生无灾无晦，早年得子。肝部得弦洪之脉，微见火象，至春夏之交必定见喜，不是为官，婚娶，定是生子，添财。当春心脉而见洪弦，应在清明节边，有喜乐遂心之事。

心脉见贵

心脉息匀分明，弦秀而洪者，为官可列上上级；若兼三按不断，主执掌朝政大权，名高位尊，至老不改。若弦秀洪带缓，不实不虚者，大贵之极。心脉缓细分明，乍诊似觉粗涩，数十息后却调匀不乱者，其人眼前虽属贫困，异日定主兴隆，读书求名者，主三十岁以后发达，常人则三十以后发富。心脉得二数而止，功名必达，可为伊傅之大事业。若得三数，亦可以文章鸣世，名驰遐迩，谦恭纯德，言行为人景仰。（参看第三编"太素脉总诀"）凡心脉弦秀者为文官，紧为武官。

心脉见聪慧

心脉见紧而长者，一生善用心机，但少收获。若得洪匀兼以秀润，人必质慧心灵，博雅能文。美仪容，多礼貌，为古之才士一流。

心脉见灾

心脉紧数，不论公事或私事，主有大交涉发生。脉若沉细，家中妇女定有口舌临门，应在三七日，宜为预防。心脉滑实不调，其人多狡谋奸计，但脉见七日内，定有官灾刑害飞来。脉逢结象更凶，有大惊吓伤人之事。惊忧脉本主于心，除了结象以外，若或散，或数，或微，或浮，或来去浮沉，此有相克错乱之形，指下纷杂，要以急缓而定灾迍，脉乱而急者，灾临速，乱而缓者，灾临迟。若息数狂投，洪散而促，主心神撩乱，眼前就有惊忧之事。总之，忧疑，惊恐，灾迍等，都须于脉象中细辨之。

心脉见官非父母患难

心脉见沉滑之象，最最不吉，第一主有官司讼累，缠延不休。又主父母不利，不患残疾，定遭病死。又主本人命宫磨折，奔走他乡，结果大坏。

心脉见孤独

心脉频来而带软弱，息数参差者，主子死妻亡，自身至老孤独。原心主血而属火，血旺火明，脉见洪秀者为佳，今脉不洪秀而反软弱，是为衰暗之象，故脉见不利。

心脉见孤贫

脉频来指下，粗而且混，息匀不分，兼脾脉细小无力者，此为火失光明，不能生土，主一身孤贫到老。若见肾脉，稍微带一点浮滑之象，这是水来克火，本宫大坏，主女为婢妾，子作奴才，终身无靠。

心脉见忧惊

若人心脉兼三部俱数，浮乱撞指，面色紫红，形神散怠者，不有重忧，定是遇到了大惊吓，甚至狂言乱语，如逢邪神一般，其实不是真个遇了邪祟，乃是心经血热过旺，牵动神经，神经有时为之迷乱所致。脉若忽然实大带滑，更见虚惊险怪，神志迷惑。病主癫痫惊恐，丧志失神。

心脉见妇人淫乱

心脉忽浮忽沉，来去散乱难数者，妇人见此脉定多淫乱，不论已嫁未婚，都主性情不正，春意勃勃，有夜奔投帕之行。因心主全身，春情发越，心多思念，血多旺动，故关前脉散乱浮沉也。

心脉主病死

心脉濡弱无力，血已先亏，血亏则病生，年内必有疾厄。脉若迟伏，有病必死。如不见迟伏而见微沉者，亦必疾病，大凶。若脉似毛，得病便死。

春见心脉

心来木之本部，两两相随者，主自己有子难育，必须招异姓之儿，方能长大成家。如水来居于木位，便是刑克之象，定有忧疑灾祸。

夏见心脉

心脉当夏而洪大兼浮，此为太过，有火灾亢盛之象，不见虚惊，定有灾厄。但若脉不洪浮而见沉微，又为不及，主家中人有死亡，哭声满屋，涕泪盈衫。

秋见心脉

秋令属西方兑金，若火入金位，此乃相克，常人主破财失脱，有官者主落职受谴。但如此脉不来刑金，见于别部，凶灾可以减半。

冬见心脉

冬见心脉大大不吉，因心属火而冬为水，不但水火不相济，反有相克之忧，脉见必凶，主官事临身，遭刑下狱，铁索琅珰。便不经官受罚，亦主行事多逆，不论在家出外，是非不招自至，事业有计难成。

秋太素脉

秋季摄生法

内经曰：秋月，当使阳气收敛，不宜吐及发汗，犯之令人脏腑消铄。故又曰：秋三月，此谓容平，天气以急，地气以明，早卧早起，与鸡俱兴，使志安宁，以缓秋形，收敛神气，使秋气平，无外其志，使肺气清，此秋气之应，养收之道也，逆之则伤肺，冬为飧泄。

若夏时多食冷物，及生瓜果稍多，即宜以童子小便二升，并大腹槟榔五颗细切，煎取八合，下生姜汁一合，和腊雪三分，早起空心分为两服，泻三行，夏月所食冷物及膀胱宿水，悉为驱逐而出，即不为患。此药是承气汤，虽年老之人亦宜服之。泻后两三日，以薤白粥加羊肾，如无，猪腰子代之，空心补之，胜服补药也。

秋当温足以冻脑，其时清肃之气，与敛行之体也。自夏至以来，阴气渐旺，当薄衽席情欲，以为寿基。其或夏伤于暑，至秋发为痎疟，木气终见，三焦二少阳相合病也，阳上阴下交争，为寒为热，肺金不足，洒淅寒热，此皆往来未定之气也。以二少阳脉微弦剥辨是。

又有夏食生冷，积滞留中，至秋变为痢疾，以足阳明、太阴脉微弦濡而紧者是。秋脉当如毛，如脉洪则反时矣，故素问曰：秋伤于湿，冬生咳嗽。人能养气完形，寡欲啬精，无上妙法，肺金司秋之正令也。

定流年秋脉诀

秋金脉浮滑，必定喜相加，忽得弦长应，钱财以手拏。

秋令肺金正旺，为当权司令之时，而得浮滑之脉，乃是肾水入肺金相生之地；又得忽然弦长相应，妻位之来，所以主有财喜获宝之事，大吉利兆也。

肺脉见贵

肺脉而见滑实，又逢撞指相应者，一生正大而有文才，功名可遂。脉若五至如珠，轻清匀利，不论早年中年，求名必得。脉如均匀满指，有实大之形者，主行为放僻，寿元不永。本来肺为华盖，脉要轻浮流利为佳；缓涩轻毛，也不能算它坏，可列中等，如脉来五十动中不见实大，功名远大，前程无限。

上面早经说过，肺为华盖，取轻清不取沉重，肺脉以轻指而得者为上，脉中无实大之形，功名举手可得；如有实大，定为平常之流。故推究功名成否，须要肺脉浮轻，如本部调匀，脉来缓细分明，息数不断者，定主早年荣贵，名扬全国。

肺属金而位西方，为太白星象，如得脉来浮涩，中间秀润相应者，脉之最上不主刑名，定执兵权，必贵无疑。古称三台八座之贵格，此部脉要见浮洪紧而短，方能列于上贵，若真得此脉，不为塞外将军，也作朝中大贵。至若颖悟，文章，功名，亲属，全在肺与大肠脉浮涩取法。

肺脉见梦

脉频来虚而更长者，亦主睡中多梦，梦中登山涉水，道路奔波。脉实者，梦见刀兵争杀。人马喧腾。脉虚者，梦听钟鸣鼓响，或风沙悲黯，笳角声寒，如临塞漠。

肺脉见父贵

肺脉定父母，若右手脉来如丝，一条两条，微微动于指下，举之全消者，此主生父得官，位高名显，昌旺大吉。若常流而见此脉，亦主财源悠远，富饶不绝。

肺脉见凶

庚辛本宫有火来侵，此为金位受克，其本难存，主身危宅暗，财散人亡。若肺脉动滑，两头见虚，来不轻浮，只有微缓之象，再三举按，不多应指者，主人亡家破，流落他乡。脉若似轻非轻，似浮不浮者，男为浪子，女是孤身，纵使人不死亡而为夫妇，也要离乡别井，为异地瓢泊之身。

肺脉见喜夫妻顺

当秋，诊得肺脉应指而浮，脾脉宽匀缓大相投。内还投内，此有母来育子之象，戊土生金，脉主夫妻和顺，财喜临门，家庭安乐。

肺脉主贱好外游

庚辛本部见弦长之形，主少不得志，中年异乡作

客；或孤身到老，不做僧道，也要抛父撇母，剩一个孤
单浪荡之身，落魄而死。

肺脉主刑宪

肺脉实而且弦，其人必性情刚愎，作事偏激；若滑
微兼缓，是为徒刑之脉。

肺脉主无德

金脉而得沉微之象，定为贪淫好利之徒，口是心
非，言行不一，专把甜言蜜语哄人，人受其欺，彼得其
利，是为无德之脉。

肺脉见孝服

肺为西方兑金，属白虎宫，脉动匀平为吉。若见沉
紧，或遇丙丁来克，是为白虎出宫，白虎主丧，脉见定
有哀伤哭泣，孝服临身。

春见肺脉

春见肺脉，乃是金来相克，有凶无吉，主自身孤
困，妻儿离散，田产破败，家宅成灰。

夏见肺脉

夏见肺脉，最怕的是火照金位，金不能安，主有
破财走失；病主吐血失音。但若得肾脉生旺，有水来
救，便可逢凶化吉，卜官可冀升迁加禄；卜财可以利占
大有。

秋见肺脉

秋令而见肺脉，此乃本宫兴旺之征，只要没有火来

侵犯，定主衣禄丰盈，万事都吉。

冬见肺脉

冬见肺脉，此为金水相生，求官得官，求财得财，大吉大利。脉如兼见木形，非但金不克它，反而水去生它，一交立春令节，木气荣华，水源滋润，定能见贵添财，家门兴盛。

冬太素脉

冬季摄生法

内经曰：冬月，天地闭，血气藏，伏阳在内，心膈多热，切忌发汗以泄阳气。故又曰：冬三月，谓之闭藏，水冰地坼，无扰乎阳，早卧晚起，必待日光，使志若伏若匿，若有私意，若已有得，去寒就温，无泄皮肤，使气亟夺，此冬气之应，养藏之道也，逆之则伤肾，春为痿厥。故人当服浸酒之药：熟地，当归，五加皮，地榆，仙灵脾，牛膝，虎胫骨，独活，萆薢，枸杞子，绢兜浸酒，七日之后，早晚量服，以迎阳气。

虽然，亦不可过暖，绵衣虽晚着，使渐加厚，虽大寒不得向猛火烘炙，甚损人目睛，且手足能引火气入心，使人心脏燥热。衣服亦不宜火炙极暖，冬月天寒，阳气已自郁热，若更加之炙衣重裘，近火醉酒，则阳气太甚，故遇春寒闭塞之久，不即发散，至春夏之交，阴气既入，不能摄运阳气，必至有时行热疾，甚者狂走妄语，切宜忌之。

亦不可过劳房室，不可触冒风寒，故曰冬伤于寒，春必病温。故先王于是月闭关，俾寒热适中，此为至要。冬不欲极热，极热则肾受虚阳，而春夏肝与心有壅蔽之患。冬脉宜沉，按至骨而滑，六部亦然，如秋伤于湿，冬生咳嗽，是肾水受迫上行，与脾土相合为痰咳，则手太阴、阳明及足二经脉洪实也。若冬寒伤肾感邪，即病足太阳、少阴本病。

素问曰：冬伤于寒，春必病温。此时伤令也，人其慎之！然人苟能起居谨慎，饮食调节，宁心养性，守志安神，自然气血充固，体力强健，七情不感，六淫不侵，何病之有。

定流年冬脉诀

冬月得弦长，荣身兼寿康，当时见弦涩，门宇庆千祥。

冬月是足少阴寒水旺相之时，职掌权衡用事，而得弦长之形，是足厥阴肝脉，此为母生其子，所以身安家庆，福寿康宁，为官必升，求财定得也。

肾脉见喜

肾脉为北方水，澄则智，清则喜，若左右两尺部都见清沉，兼寸口心脉洪紧分明，是为坎离相应，主有大喜来临，所事必能遂意。如遇丑寅来见本位，定卜交易有成，计谋易就，财谷丰盈。凡推祖宗，子孙，寿夭，晚景等，当以肾经为主，审辨吉凶，好歹，全在此宫。

肾脉见贵

诊得尺中隐隐，润而且长者，福寿荣华，安乐一世。若得心脉火大来应，为官列上上级，照古时而论，不为将相，定作侯王。两尺脉迢迢似箭头，息匀清明者，可掌握十万兵权，立功万里，名标青史。脉若紧大，清沉，眼大有光，颜色深厚，必是多谋足智，深思远虑之人。如肾脉深而且长，来时沉滑而不高昂，不但多才有寿，尤具有忠心赤胆，能为民族发扬光辉，替国家干立天大勋劳，全国崇拜。

肾脉始而清沉，中间忽然动滑者，主官有迁移之兆；如得三部宽洪相应，可保吉多凶少。脉如频来指下，不动不滑，来去均匀者，定主少年早达，官星高旺。女子见此脉，虽不得眼前荣贵，也主生育克家之子，无论长次，都能显亲扬名。肾脉深沉不滑，息数匀平者，主心宁身泰，寿永福厚，家给人足。肾脉细微沉滑，两尺相同，又得寸口洪紧遥应者，定卜有官高迁，有禄增加，求名遂志，应在春深之日。

肾脉见寿长

肾属北方玄水，本主深藏厚重，故脉要沉滑而清者为佳，沉滑如珠，主贵；沉滑而清长，主寿。脉若沉滑应指分明，润秀有力者，定为长寿之人，可至耄耋。

肾脉见妻孕

三指按寸关尺部，尺中三动忽然而沉，此为妻子有孕之征。

肾脉见仕禄及短寿

肾脉迢迢而来，指下宽长者，主为现任之官。但若脉兼数短，来无定位，主夭寿，十年之内必应。

肾脉见才智

智慧本主于肾，肾脉柔和流利，二仪尺寸相应，不论高、低、迟、缓，均匀而没有参差的，其人定是才智足备。脉若长而带一点微旺，一生多才足智，贵而有寿；常人亦得财丁两旺，经商有利。

肾脉见情欲之喜

尺脉大抵沉微，因尺为肾宫，肾是壬癸之位，壬癸属水，脉见沉微者，乃是水静之象。今脉不沉微，反而紧数，此为春情旺动，脉见有情欲之喜。

肾脉见福寿

尺脉微微而动，动滑如珠，此为有福有寿之兆。若如珠五至而不散乱者，主平生不逢灾祸，常多欢喜，无有疾病，身强体健，家丰丁旺，福寿两全。

肾脉见灾殃疾病

肾脉三至虚迟，来而缓弱者，主身多疾病，性质愚骏，贫而无寿。若脉如流水，悠悠指下，沉而不清，其人必精神委顿，身体尪瘦，母多病痛，父患痨瘵。

肾脉见好淫不寿

月孛在命门宫，肤下脉动如珠，动而又忙，此为有叶无枝，有干无根，主作事多奸，性急不耐，恋花贪色，耽于淫乱，平生只喜在妇女身上用功夫，而寿元不得长久。

肾脉见博学无成

肾脉弦长而动，动而且柔者，主为人情性风流，又喜文章道艺，样样要学，件件要学。但朝更夕换，有始无终，到头来一艺无成。

肾脉见末年多灾

肾脉如逢过滑，过长，过动，此都为太过，主末年才到，疾病侵身，大大不吉。脉若细沉，人多巧智，而对于妻室刑克甚重，平生要娶三个妻子呢。

肾脉见病讼

肾脉若见伏沉，阴象太重，主病厄，如脉来动而带涩，根本已摇，不日疾病加身。脉如缓而兼沉，主有官非讼累，不出一月之内，其兆必应。

肾脉见死灾

肾脉似沉似伏，举指按之，都有不足之象者，此已病入膏肓，不必请医买药，须臾便见全家号哭。

肾与命门见奴仆车马吉凶

奴仆车马本主三焦，而三焦却与命门相配，脉来轻按如丝，主招来；如珠者，主奴仆逃亡，车马失脱。

肾与命门见官符失财大灾

若诊得命门火见，火入土宫，本来是生旺之象，但逢肾水受制，相冲而破，反吉为凶，主家中六畜不利，破财走失。若脉伏不扬，三按而不应指，破财以外，又主讼狱缠延，半生难了。

肾脉不宜妻妾

左右两尺脉频来而见芤，如逢马年，定主相克而不和柔，不是丧妻，便是悼妾，空房独守，涕泪长流。

肾脉不利亲子

左右两尺脉滞而又和微，息数乖乱者，不利亲子，防有丧明之痛。

肾脉见病厄寿促

脉来沉涩去而微者，此主真元虚弱，身多疾病；如更尺中短促，有不足之象者，难过三十以外年纪。若中间忽然脉来浮大，而在长夏见之者，伤克过甚，绝命不远。如脉伏不见，举按难寻，此为绝脉，死亡更迫。若逢脉象不及，或数而短，如在中年之时，有病者九死一生。

肾脉见修养长寿修短

肾脉柔洪而和，此为阴养真阳，其人丹田血海，温暖如汤，血润肌肉，气沐皮肤，颜色常如春日桃花，红活光泽，此名孩儿嫩面，由于肾水足，气血充，经脉宣和所致，得此脉，见此形者，定如松鹤之健，福寿康宁。本来肾脉洪滑柔和，至骨而出者，主贵而有寿。

若肾与命门脉浮沉相反，息匀参差，多主不吉，沉微者主安居而死，紧滑的定出外而亡。脉若形短而伏，主水厄溺死。濡细而沉，定为虎狼所噬。微沉者自害或被害。涩滞的应受打扑伤。如见紧数，有病必重。若逢寒涩，定遭饥冻。如忽然短代，来去滞而不清者，定主他日死于闹市。若眼前贵达，反得贱贫之脉者，他日必为忠肝义胆之士，声名彪炳千秋。

春见肾脉

水生木位，是为母来育子，母子相逢，吉庆多喜。若金脉忽然见到，反生刑克，有病大凶，无病主骨肉分离，东西飘散，到老难逢。

夏见肾脉

夏令见肾脉，是为水来克火，不论脉动，脉浮，脉滑，脉沉，总是不吉，夜梦狂神猛虎，种种狞怪，心经早已受震，设遇病来，交秋命绝。

秋见肾脉

秋见肾脉，乃是水入金宫，生旺之象，主门迎百福，人庆千祥，财喜重叠加临，佳吉之脉。

冬见肾脉

冬见肾脉，本宫安吉，倘得金来相合，脉息均匀，不单浮，不单滑，形象持平，可保无病无灾，清宁康泰。

四季太素脉

定流年四季脉诀

脾官旺四季，缓滑足荣昌，居官当迁擢，财帛满仓箱。

脾主季月十八日，当权主事，脉缓是本位，今得缓滑，是足少阴入足太阴经，为夫妻相合之兆，所以官当升擢，财帛充盈，大吉大利也。

脾脉总说

凡爵位，升迁，田产，妻妾等，要取足太阴脾脉，如脉缓而平匀应指，三按都无断者，主其人高贵而有材干；三按无断，有官者必进级加禄，名驰四远。脉得缓滑，田产增多。脉缓而清，夫妻和爱。

脾脉见喜

脾脉缓滑，加添财帛，若兼轻而宽，缓而匀，有生子添丁之喜。如逢火入土官，文书契约，有作必成。

脾脉见才能仕禄

脾脉来去分明，寸关尺三部同清，停匀流利，似捻珠一般的，平生仕禄，有进无退。若脉来不论浮、沉、大、小，俱似带点宽缓者，人必襟怀展畅，才能宏足，常易得高官厚禄，有喜无愁。

脉若来去撞指，似乎其力不足者，主胸怀叵测，难于捉摸。原本脾为中宫之土，每季各旺十八日，脉宜宽而缓，得旺相之本，是为脾家正旺相之脉，人若遇之，情意定宽展怡悦，自在无忧。至于大、小、浮、沉而缓者，居中得一和字，和则才能具足，事业大成，功名如愿，至老显贵无疑。

脾脉见性巧无禄位

脾脉缓而带涩，是为九巧一拙，虽有才能，不克显达。若缓涩而再兼形小，此生求官无望。

脾脉见妻贤妻寿

右关脉见迟缓，阿阿而动者，妻子必是名门之女，贤淑温良。五至动而柔者，妻主心灵性巧，有回文织锦之才思。脉若见弦，妻必性急。脉若迟缓而长，息匀清者，妻有福，有寿。如脉来三至，形如枣核者，此中有木克土之象，少年脉见，恐刑伤慧美之妻。

脾脉见贱

脾脉见芤，又似带浮，随指浮动而至数少清者，主一生做人奴仆，到死方休。

脾脉见灾危

脾脉沉沉或兼迟细者，定有灾祸降临；若更按之无力，似沉而又似散者，死神已临头上，不日病亡。

脾脉见恶死

脉来实而浮高，浮高而至数参差者，必是天生凶恶之徒，不做强盗，定为土匪。脉若来去中忽然见伏，定主法网临身，遭受极刑而毙。

脾脉见家宅不安

土宫见水，当头受克，脉如沉伏，主家宅不安，妇女小儿有厄，不死亦病。

脾脉见祟

脾脉见弦，忽然沉滑者，主有鬼祟缠身，家宅多阴暗戾气。脉若浮涩，乃是冒犯西北方上神祇，急宜禳祝。如脉细而浮，忽疾忽徐者，是自家的亡灵示兆。

春见脾脉

春来得位，乃是敷荣之象，有七十二天的生旺，如脾脉来临金位，生生不息，经商求财者脉见最吉。

夏见脾脉

火到土位，也是生旺之吉兆，源头悠远，根本牢深，脉见者主有十年安乐。但若逢木来犯土，土气消乏，有剥无生，一至夏末秋初，命尽禄绝，因为此部脉最忌见弦，弦属肝象也。

秋见脾脉

秋见脾脉，属于金土相生，母子喜爱，最为吉利。如脉来浮动，略带一些毛者，主财帛足旺，家中老少安和，秋冬二季，稳稳佳吉。

冬见脾脉

冬月寒水，遇土来临，对头相克，如脉得缓大者不利。急宜补肾壮水，固精安神，以培养真元根本，免致刑克；尤须戒绝房事，勿犯色欲。

第五编　太素诊断下之百脉

通玄赋（附注）

混沌既判，阴阳肇分，将察穷通，尽属五行之内，欲明贵贱，须凭部位为真。滑通流利，必为富贵之人；急涩迟微，定是贫寒之辈。贵人反得贱脉，不测灾来；贱人或得贵脉，勃然喜至。（如方为现任官吏，忽得椎牛屠狗之脉，必有灾害临身；执贱役者而见官禄旺盛之脉，定逢意外财喜。）肝乃己身之位，（肝为身学堂。）要见相生；胆为官禄之官，最宜健旺。心逢洪盛，当为廊庙之才；肝遇弦长，定属干城之选。缓居六部，心善而必宽和；紧遇三关，性躁而难激触。（参看第三编"八卦推断出身性情法"，及"分别脉中性格法"篇。）脾宫缓大，妻财定主丰盈；肾位沉滑，父母必然寿考，庚逢甲乙，背父母而走他乡；甲生丙丁，主子孙而荣祖业。（庚逢甲乙，是肺部见木，甲生丙丁，为肝之本部见火旺之象。）命门沉滑，奴仆必主忠诚；焦位轻清，驷马定须强盛。火带柔和流利，位列三公；脾来缓大宽柔，官居极品。肺逢浮缓，好贤善而济饥贫；肝部轻浮，多计谋而贪酒色。性好嗔而节俭，心不调匀；量博爱以宽和，脾之缓大，三关沉滞，为人必定贪愚；六部分明，作事尤多正直。（正直之人，心胸常自坦白，气血与神经清而不乱，故脉来六部分明。）肾逢动滑，居官必主迁移；肝若微浮，破财兼遭词讼。（肝属青龙宫，故主破财。）木来弦盛。常存耿介之心；水若散沉，定犯荒淫之乱。（肝为将军之官，故见耿介；肾主情志性欲，故荒淫者脉乃散沉。）女人脉缓更调匀，夫贤子孝；男子脉弦并流利，禄厚官高。脾官缓大，生平安乐无忧；肾位滑沉，一世清宁有寿。春逢金至，（春见肺脉，克肝。）秋来必定多灾；冬遇木来，（冬见肝脉，生旺。）春到定须见喜。（木旺于春。）誉满人民之口，胆脉弦长；身尊白官之中，心君洪盛。先匀后涩，早富而晚贫；先涩后匀，幼贫而壮富。三关生旺，虽逢疾病无危；六部受刑，（刑克。）纵遇迁移非久。年来克脉，忧官又恐灾临；脉若克年，加职还兼进宝。（参看"五运行年生克说"，及"克定灾年法"二篇。）水归火位，虽有子而难招；木入土官，纵遇财而弗积。脉沉阴滞，常怀窃盗之心；脉大急粗，永作椎埋之汉。（脉沉阴滞和急粗的，都不是好人。）肾来洪滑，妇人生二子以超群；心见细沉，女子克两夫而未了。欲知寿元短长，须察命门与肾，沉滑则寿可百岁，伏绝却命在须臾。短伏而沉，主波涛溺厄；濡沉兼涩，遭蛇虎伤残。若逢涩滞与迟，防身倾而跌损；设遇滞沉无滑，非自害即它伤。寒牢必然饥冻，沉滑定得安康。（寒牢者脾胃空虚，不饥即冻，沉滑者肾脏坚固，有寿而安。）短伏必遭市井之刑，紧数定主疾病之苦。至于鬼祟之脉，各从部位，因近迷信，略而不存，高明君子，当表同情也！

本篇是太素诊断下的一个提纲挈领，关于吉凶，哀乐，富贵，贫财，大都已包括在内。而且文句很清浅而不艰深，只要读熟了这篇文章，再拿第一、二、三、四编各篇互相参证一番，心里更能开悟明了；然后再把太素诊断下之百脉逐一研究；若研究不辍，有不能升阶入室者，吾不信也！

本文中所说的生克，年月日辰，旺相，这是推断吉凶灾祸的；若人之富贵，贫贱，疾病，寿夭等，却不能专推生克年月，……要分别脉之轻清，重浊，滑涩，粗细，缓急而后推断，方能有准无差，此点应注意之！

七表脉之吉凶贵贱

浮脉一

浮脉属火。寸部脉浮者，主为性轻狂，作事粗率，喜怒无常，不别良贱，多信鬼神，好说人过，惹事招非。我们要研究，有一种性质猖狂，行为躁妄之人，谓之心浮气粗；而两手六部之脉，本来左寸属心，右寸属肺，心出思想，肺主乎气，人因心浮气粗，猖狂躁妄，故寸口脉乃浮呢。病见此脉，主中风，发热，头疼。

关脉浮，主性不耐事，多是多非，常招口舌，半生破败，消尽祖业，奴婢不旺，必得自身振作精神，艰苦奋斗，十年之后，才可有一点自立之基，免致困顿。病主腹心有疾，不药必危。

尺部脉浮，主兄弟不睦，姊妹无情，幼年失母，祖宅难守，时常移居，作事多劳，财不能积。病属下焦风邪为害，小便不利，大便秘涩。

芤脉二

芤脉，五行中也属火。寸脉见芤，主作事不定，心多健忘，子息艰难，财谷少聚，田宅破败，性狠好杀。如入九流，终身飘荡；或得官职，定主贪污异常，地皮莫剩。病此脉者，不论左右，不是吐血，便见鼻衄。

关部脉芤，性毒而凶，一生狂荡，作事却不得顺遂，财禄多破，口舌官非时常发生，兄弟虽有，难以令终。左关肝、胆，定官禄、福德，右关脾、胃，主田宅、财帛，脉而见芤，火盛刚烈而失和，其象不吉，故一生事业不遂，常见口舌官非，所谓田财、福德，都已冲破没有呢。左关芤，肝血不藏，右关芤，脾血不摄，都主血家有病。

尺脉芤，主寿夭早死，财帛有散无收，家庭多故。

老人得尺芤，多患风疾。左尺脉芤，下虚尿血，右尺脉芤，火炎精漏。两尺脉本属肾与命门，兼配膀胱、三焦，芤有空虚之形，肾脉空虚，故人不寿。左尺芤，膀胱伤于火刑，故下虚尿血，因为膀胱是水府，小便所从出也。右尺属命门，命门火炎太过，故精不能固摄而漏。

滑脉三

滑脉，五行属水。寸部脉滑者，主人多才多艺，好游历，喜结交，常与政治上之大人物相近，受人钦重，更多口禄。惟在中年见此脉象，于妻子方面大有刑克，且主财散。病主咳嗽，痰盛，胸满吐逆。左寸为心，右寸为肺，肺乃贮痰之器，痰多壅聚，气不宣和，便要发生咳嗽，而寸脉见滑了。古称滑属痰多，此话是很对的！

关脉滑者，为人明达有理，不信鬼神，胸多谋略，怀抱神机，可当边疆重任，掌握威权。若至中年，富贵逼人而来，金玉满堂，田地盈腴，子息三四，奴仆成群，富贵福禄萃于一家，人生如是，再有何求？左关属肝，肝乃己身之位，本主官禄，肝经强旺，血液充盈，胆经相助，敢作敢为，故能成大事业而富贵，福德无休，关滑，便是身学堂用事之征。病主胃热壅气，不能饮食。

尺部得滑脉，主大富足，为人聪明伶俐，文章佳妙，下笔万言，倚马可成。又主为人尊重而有礼貌，儿女成行，妻子贤惠，家庭和乐，三代同欢。病主脐腹冷疼，或为痢积，男子淋浊，妇人经郁等症。尺沉滑者，强健而有寿，浮滑的不病则夭。

实脉四

寸脉实，主性情凶横而好耐久，钱财多聚，资粮亦足。惟克伤甚多，弟兄不睦，父母刑冲，妻子难望白头到老。实脉，五行居火，左寸属心，心火实，故性情凶横，刑克最重。病主舌强气涌，呕逆咽疼。

关脉实，为人性多执拗，性情冷淡，事情不作便罢，作必诚恳，定使成功而后已。但于妻子分上却多刑伤，不到中年，恐怕就有悼亡之痛。病得此脉，左关实，肝火胁痛；右关实，中满气疼，兼有反胃呕吐之疾。

尺脉实者，为性好音律，爱酒贪花，见了女人便魔，放浪不检，少年时任尔家道如何丰富，到后来尽行散落，伶仃一身，无所栖止。病主便闭腹痛，相火亢逆。

弦脉五

弦脉属木。寸弦得，主为人性躁，不能容物，在公门中做事，常得财禄，又有贤妻内助，生育好儿女。只是刑克太重，好儿女而难久，自家老来受苦。病主胸中拘急。

关脉弦，性偏僻不良，常好偷窃，邪淫无耻，下贱不齿之流。且损子克妻，田庄破败，屡犯刑狱，不逢刑狱，也主水中厄溺。病若脉弦左关，痃疟，癥瘕；脉弦右关，胃寒，膈痛。但问祸福，左弦者凶可减半。

脉弦尺部者，一生多患难，为事十九难成，子息不旺，骨肉无情，主入赘别姓，在家妨祖，兼之自身年寿不永。病如左尺逢弦，痰饮下焦；右尺见弦，足挛疝痛；两尺俱弦，胸腹胀满。

紧脉六

寸脉得紧象，为人心术不正，行为诡异，言语诞妄，不与众和，只可为师巫术士一流；且爱说人短，夸大己长，家道衰微，子孙不旺。有病者，左寸逢紧，心满急痛，或病头疼；右寸得紧，咳嗽喘逆，或病伤寒。

关脉紧者，心多毒害，性好词讼，家财破散，骨肉不和，又常与人争论，一言不合，挥拳动武，刑冲妻子，难期偕老。病主积寒、伤食，胸膈作痛。

尺部脉紧，主平生奔走西东，心怀虚诈，常空口说白话，言不顾行，有始无终。或则安身公门之内，多动多走，虽得衣温食饱，有所仰给，但中年后必龙钟昏眊，疾病缠身。紧脉五行属火，病见此脉，左尺紧，脐下痛疰；右尺见紧，奔豚疝疾。

洪脉七

寸脉洪中而兼缓长者，主早年功名贵显，福禄两全。若洪而秀，秀而匀，晚年多福多禄、子孙发达富贵。脉洪而粗大者，不贵而富，富而难保令终。病见洪大之脉，是烦热伤神，洪于左，心烦舌破；洪于右，胸满气逆。左是火亢及心，故心烦舌破；右是火炎伤肺，故胸满气壅，心通舌而肺主气也。洪脉属火。

洪脉见于关部，为人心高志大，练达英明，昂头阔步，志在四方，一朝得志，有威有权，飞黄腾达，上荣祖宗父母，下显妻子儿女，得人尊崇。病主肝火旺盛，脾经胀逆，胃热烦懑。

尺脉洪，主少年享现成之福，安富逸乐。惟好色爱酒，嗜欲太过，福不可久，竟至财帛散失，妻奴刑克，兄弟反背，子女难育，花开便落，好景不长，荣枯立判了。病主龙火燔灼，水枯便涩，脐腹疼痛。

八里脉之吉凶贵贱

微脉一

寸脉微者，命穷福薄，父母早亡，兄弟不得，孤身无依，乞丐为活，便有家财，终须破散尽净，主是孤苦之脉。病属气血双虚，足不能走。

关见微脉，主一生常受饥冻，或为人役使，虽辛勤出力，终不得主人见爱；甚则要受刑入狱，困屈而死。

125

病主胃冷呕逆，寒冷拘挛。

尺脉微，为人贱劣无耻，破家离乡，偷窃苟活，衣不蔽体，食不饱足，早年虽有妻儿，也受刑克，不能长久；或不见克，子孙也为窃盗，掘墙劫物。病得左尺脉微，髓竭精枯；右尺脉微，阳衰命绝。此脉五行中属金。

沉脉二

寸脉沉者，多主清闲修道之士一流，因脉沉而清，带点神仙的气象。但若常人而得此脉，反为不妙，不是倾家破财，刑妻克子，定主他日身投法网，遭刑而毙。病主胸胁引痛，痰饮阻气。此脉属水。

关脉沉者，出身定属贫寒孤寡，无家无室，舍身而为僧道，仰仗十方善信，结缘布施，累积多金，足衣足食，不忧不愁。若俗家而得此脉，必主境遇多逆，刑冲二妻，晚景不佳。病主中寒结痛，或满闷吞酸，筋急。

尺脉沉者，人必殷勤做事，辛苦耐劳，多积金钱，多置田庄，俭勤而富，富而安康，人更精力强健，人丁昌旺，子孙克家，福寿终老。病主腰背痛，或阴下湿痒，淋浊刺痛。尺部属肾，沉为肾虚，所以腰背要作痛哩。

缓脉三

缓脉属土。寸脉缓者，心粗胆壮，赋性顽梗，恶生好杀，多犯刑宪，子受官厄，大为不吉。最好能在军队中生活，非但化凶为吉，且得职任步步凌高，有进无退。

关中脉缓，为人德性纯厚，作事稳重，衣食有余，一生很少灾晦；家庭中又主父母双全，妻子顺爱，儿女满堂。只是性极悭吝，爱钱如命，至老不改。

尺脉缓者，性极迟钝，遇事狐疑不决，忽是忽否，或进或退，但自家不知短处，聪明自信，有时反欲使诈行奸，作弄别人，结果却归于失败。缓是胃脉，不主于病，须兼见他脉，方可断证。如：浮缓风伤，沉缓寒湿，缓大风虚，缓细湿痹，缓涩脾薄，缓弱气虚，右寸浮缓，风邪伤肺；左寸涩缓，心经血虚。左关浮缓，肝风内鼓；右关沉缓，湿侵脾弱。左尺缓涩，精宫无力；右尺缓细，真阳衰极。

涩脉四

寸中见涩脉者，主为人面目冷淡，心少忠信，不孝父母，不睦兄弟，姊妹，无人见爱，己亦见爱无人。即使侥幸得志，有官可做，亦属食禄不长，夭亡可待，且子息寡少，后嗣无人。病主胃脘有病，血少精伤。

关脉涩者，好色贪淫，身体多弱，面容易老，家不称意，兄弟方面且多刑克，寿元难过四十之数。有病者主气虚痨瘵，阴虚内热，体倦胁胀。

尺脉涩，其人操行少坚，心志易惑，易为酒色或财帛所迷，常多争讼之事，与人不协。又主妻妾多淫，家风污败，受人讪笑。病主小便不禁，淋遗兼血；妇女为气血之疾。涩脉属金。

迟脉五

寸脉见迟，主一生不能遂志，钱财田谷，难聚易散，进退有灾，子嗣艰难，且早年弟兄残害，骨肉无情，身多孤苦，在家不利，惟出家可以延年。病主胸满气疾，冷痛。

关脉见迟，为人运蹇命薄，东飘西走，常不归家。又且性懒情疏，习艺难成，若做僧道，犹可苟全生活，不则一生孤独，困苦终身。病主中焦受寒，肚腹疼痛。

尺脉迟者，主祖业不守，衣食难周，流落外方，苟延残喘，便有子孙，也难仰给。病主下焦火衰虚寒，小便不禁，或腰足有患，疝痛牵阴。迟脉属土。

伏脉六

寸脉伏，一生胆大心雄，不计成败，一味孤行己见，只进不退，而事业到底难成，十九尽归失败，愤恨终身。此脉属水；有病左主血郁胀满；右主中气闷逆。

关中之脉见伏，主境遇多艰，事业不遂，田园零落，子息难招，有灾无福。病主肝血在腹，或肠癖为患。

尺脉伏者，为人猥琐无能，常作贱役，衣食不继，甚至居无家室，耕无田地，奔走东西，乞丐度日。若见此等脉者，可说是坏而又坏，绝而又绝，孤苦无比，永远没有翻身之日，为八里脉伏脉中最贱之一脉。病则为疝气积块，阴寒重叠。

濡脉七

寸中得濡脉，性情贪淫好色，行为放荡，不知检束，不论作何事业，始而兴高采烈，渐乃冷淡，有头无尾，终为贫困下贱之人。病得此脉，左寸主健忘惊悸；右寸主膝虚自汗，若论脉象五行，濡脉属水。

关脉濡者，为人深厚沉重，平生不忤于人，没有闲是闲非，稳守祖宗基业，衣食自足，子息尚好，只是年寿不高。病主血不荣筋，脾虚湿盛。

尺中脉濡，主营谋不利，作事多逆，下元虚弱，寿不长久。病主精血损竭，真火消失，下焦虚冷。

弱脉八

寸脉弱者，一生孤苦，贫穷下贱，止可一年，一年若可不过二年，若过二年，那是一月必死。有病而得此脉，左寸弱为心虚，病惊悸健忘；右寸弱为肺虚，病自汗短气。新病若得此脉，有凶无吉。

关中脉弱，其人多浊少清，不是精明强干之辈，且刑伤太重，克妻妨子，孤苦伶仃，父母若在，也要遭刑，如能遁身方外，方可免种种刑克，可保将来不暴尸露骨，略有一点收场。病属肝血内枯，脾胃虚寒。

尺部而得弱脉，主精神萎靡不振，妄言妄语，无人相信，终至入于下流，非困即死。如或身有一技之能，小有进益，聊可糊口，虽不至于困迫的地步，而年寿三十好过，四十难逃。病主下元衰败，肾水枯涸。弱脉与濡脉，五行中同属水，若弱脉中能带一点滑象，是为枯干生芽，肾经未曾完全衰败，可冀寿元长久；但对于财帛，田产，禄食等，却仍是一点也没有希望的。

应格诸脉

澄湛格

此种脉六部澄清，如珠子在水中一般，莹丽明澈，不过浮过沉，过疾过徐，应指匀和而清楚，来去分明而适中，候之良久，脉形与息数不变者，这是澄湛格合格之脉，若不大贵，也须大富。如澄湛而尺寸带迟，主大器晚成，要到中年以后才能得志。诗曰：

澄湛如同珠在水，凝然莹丽息中和。尺寸俱迟应晚遇，栋梁大器誉声多。

清奇格

清奇格之脉，脉来匀净无疵，或浮而清匀；或沉而清匀；有时见滑；有时见缓；……总之，不论脉浮，脉沉，脉滑，脉缓，它的息数总不见一点纷乱，所以谓之清。而或浮，或沉，或滑，或缓，脉形一例清匀，所以谓之奇。但此等脉甚属稀有，若得此脉，定主功勋伟大，富贵双全。诗曰：

清奇之格脉难逢，古怪蹊跷众不同，脉象清奇匀净极，一生富贵德勋隆。

阳极格

阳极格就是六阳脉，虽然六部脉常见洪大，动而且宽，似乎有火旺之象，实则其人无火，也无疾。此乃具有特异之体质，体中气血健充，阳分时常动旺，动旺之极，有如火炎水沸，故六部脉常见洪大呢。凡平常之人，万不会见此脉象，必是有作有为，有威有勇，能干惊天动地之大事业，执掌生杀之权，致身大富贵者，方得见此阳极格之脉，此一格脉中殊少见也。诗曰：

宽洪六部息匀清，坐拥貔貅十万兵。壁立威权生杀手，雷霆号令鬼神惊。

阴极格

阴极格即六阴脉，六部之中常见弱象，或须沉按至筋骨，其脉方得，若有若无，这也是一种特异之质，不能谓之有病。凡六部脉俱沉静，按之似有似无者，必须其人身体肥硕，骨格壮健，方能与脉相应相合，有福可享，有寿可久。若形枯身瘦之人，而有此阴极格之脉，终难全美，初年虽得富贵遂志，到晚年来，定要失意衰败，不获令终。诗曰：

六部俱沉静似无，恢肥骨格福方殊。若然形瘦难全美，早岁荣华末运枯。

青龙格

肝部为青龙宫，龙有腾云变化之机，昂头天外，境界万里，故脉宜弦长而忌短促，短促即不顺也。如尺寸中得纵横之脉，其象亦属青龙，谓之青龙格，主有资财进益，及酒食佳宾，远方信至。设或见此格而不顺，青龙化煞，反有灾殃。诗曰：

青龙见喜益资财，尺寸纵横远信来。酒食佳宾多快乐，只愁不顺反成灾。

白虎格

右寸属肺，肺为白虎宫，若右寸脉始而浮涩，息数匀平，中间忽然沉细而微，此为白虎生灾之象，脉见一年内，必致缌麻被体，孝服临身，此格大不吉利。诗曰：

忽然右寸脉微沉，一岁之中孝服临，只恐缌麻从此至，过兼灾害及沉吟。

勾陈格

脾为勾陈宫，主于右关，若右关脉动而芤，或脉见沉，此为勾陈格，得此格之脉者，关于田宅婚姻等事，恐有争竞嫌隙。若脉芤而中断欲绝，主一年中有倾舟之患。诗曰：

右关脉动或沉芤，田宅婚姻虑隙仇；或见中央芤断绝，一年之内见倾舟。

腾蛇格

腾蛇属命门，在右手尺部，脉宜沉而匀静为吉。若脉不沉静，而见坚牢之象，是为腾蛇逢凶，脉见百天之内，定犯回禄灾殃。若得此脉，急须省心改过，慎防火烛，或可解免。诗曰：

右手尺部脉坚牢，回禄灾殃不可逃，作速省心兼改过，方能免却一团焦。

朱雀格

左寸心部属朱雀，脉宜洪而清匀，朱雀传喜，乃是合格。若得左寸脉洪大而急促，息数少调，此为朱雀生灾，主有印信相争，丢官失禄，血光祸害等，万事不吉。诗曰：

心宫洪急雀生灾，印信争持祸害来，不见血光须见哭，丢官失禄又丧财。

玄武格

玄武宫在北方，属壬癸水，居于肾部，脉要沉石停匀为合格。若右三部脉弦急，左尺脉缓大而散，主鬼贼为害，大不吉利。如得微缓平匀，来去不散不杂，定是清闲飘逸，富贵容足之人。诗曰：

右手三关脉紧弦，须防鬼贼暗来缠。若逢微缓平匀息，富贵清闲似散仙。

云鹤冲天格

六部中脉形不涩不弦，更兼肝胆脉清长流利，中无冲克者，此名云鹤冲天格，为好脉象之一，主本人才兼文武，事业远大，子孙英明振奋，克绍家风，世代为官，荣华勿替。诗曰：

六部分明不涩弦，清长更喜胆肝连，才兼文武前程远，跨灶儿孙代代贤。

狮子入宫格

命门脉与三焦相配，其脉若大而宽长，不见急涩之形者，名为狮子入宫格，主极品大贵。但命门脉必须四十至不止者为合格，如或脉来不及此数，虽不极贵，亦可至古所谓三台八座之位。诗曰：

四十不止命门中，缓大宽长第一翁；更若弦长并分寸，三台八座亦英雄。

飞龙在海格

肝为身学堂，属东方甲乙木，八卦中居震位，有龙象，故名飞龙在海格。此格肝脉要弦紧有力，虽紧而脉形不乱，息匀分明，如龙在海中昂腾活跃，而不沾泥染污为贵。脉若合于此格者，主为人天赋明敏，才思便捷，览尽文章，有名于时，一篇脱手，四方传诵。如脉形沉滞缓涩，息匀不清，一生蹭蹬，志愿不遂，功名无分，抱恨终身，都因脉不应格也。诗曰：

木来弦紧似无情，却有文章学艺精。脉若沉濡兼缓涩，一生淹蹇没功名。

鹓鹭带云格

应此格之脉，最重肺部，肺部要轻浮而清，虽浮而脉来有根，息数匀和，不快不慢，脉形适中，不大不小，合乎此格，一生定能志得意遂，凡百顺利，事业高超，享福而终。脉如浮大数杂，或见坚牢，或长或短，此为破格之脉，不见刑克伤损，定是咳嗽成痨，有药难医。诗曰：

肺脉轻清事业高，最嫌浮大及坚牢，若还长短兼刑克，咳嗽声声必病痨。

蝶入花园格

男子为阳，寸脉旺而尺脉弱，如此为顺，反之则逆。女人为阴，尺脉盛而寸脉弱，如此为顺，反之便逆。不论男或女，顺者吉，逆者凶。如男子尺寸脉得反象，或女人尺寸脉得反象，太过或不及，都主婚姻不就，有憎无爱，家业消亡，田园破败。诗曰：

男子为阳尺脉弱，女人为阴尺中强，反之不及或太过，婚姻亏损破田庄。

维雀失巢格

若得肝胆脉前小后大，前虚后实，肉轻骨重者，此乃贵格。反之，如前大后小，前实后虚，此即维雀失巢格，主立身不正，六亲不睦，有破家荡产之祸，大不吉。诗曰：

前实后虚肝胆脉，立身不正六亲乖，失巢格局凶无

135

比，荡产倾家剩一骸。

苍鹰折翅格

苍鹰折翅格与维雀失巢格，这两格同是凶脉。此格之脉象，乃是六部都不顺利，或见坚牢，或见格弦，或则过微、过缓、过短、过促，息匀参差，形象混杂，变异不等，若得此格之脉，主常生是非，年运晦滞，六亲伤离，事业难就，半生颠顿而死。诗曰：

六部不顺是非多，牢格弦微脉不和，亲属伤离年运晦，半生事业尽蹉跎。

鱼游浅水格

此格乃是两关脉上溢鱼际而出，（脉出寸外而动）脉见，防有狡人前来夺骗钱物。若阳脉浮动，息匀调和不乱者，必享早年之福。阴脉沉涩，来去不分明者，主初年无衣无食，贫寒孤苦。诗曰：

两关脉溢上鱼际，狡猾人来夺骗钱。阳动而浮须享福，阴沉而涩困初年。

二龙交战格

五脏六腑，血脉之精，若脉来去革、涩、沉、微、缓、长，形象不等，左寸属阳，为狂暴之脉，主性情狠戾，举手杀人；或斗争愤怒，打折损伤。如关中脉沉微不扬，此为阴极阳衰，魂门弛张，魄神失守，主被人害命毁尸。如阴阳两脉俱盛，主斗殴争杀，两败俱伤，或杀人反被人杀，此是大凶危之脉。诗曰：

二龙交战太嚣张，革涩沉微或缓长，阳盛杀人阴被害，阴阳俱盛两相伤。

秋雁横飞格

寸关尺三部脉都沉沉而缓，脉形清明，四五十至匀和不改，不见一点参差者，此为秋雁横飞格，最优等的合格之脉。人得此格，不为英才宏远，雄辩惊人，中外同钦之政治家；定是文章冠世，著作等身，名驰寰宇之大文豪，此乃心灵脑健，清秀应格，生就的奇才也。诗曰：

脉来三部慢沉沉，冠世英才第一人。便不声名播中外，也传文字作奇珍。

龙蛇混杂格

左右寸口，却是两阳之位，左寸脉要洪秀而宽，右寸脉要轻浮而缓，左右如此，方不失心肺本部之形，最为佳妙。若左寸沉涩不匀，右寸亦然，此名龙蛇混杂格，脉应此格，主词讼缠累无休，失业破财，流年多迍；有官者主落职失禄，声名有损，大不吉利。如两寸宽大分明，不见沉涩，四十至内不改者，即使先前弃官休致，到后仍有再行登台之希望。诗曰：

寸中沉涩破资财，讼累无休迭迭来。若是有官须落职，除非宽大再登台。

入林缠虎格

如六部脉都动而无常，时见沉实，时见浮长，迟速与至数没定者，此为入林缠虎格之脉，主为人心高自大，禀性倔强，只知有己，不知有人，己独妙才，人都笨汉。勿论何事，以为只有自己明白，别人万万不懂，如听得有人在说懂的，就要怫然不悦，甚至无理争辩，哓哓不休，必得别人说他一句好话，甘拜下风而后已。诗曰：

六脉往来动不常，或兼沉实或浮长。万般不许他人识，气窄心高性倔强。

鸳鸯显石格

男女之脉，男要寸旺尺弱，女要尺盛寸弱，（参看"蝶入花园格"）方得持平中和之象，无灾无病。若男子寸脉微弱，尺脉盛大而弦；或女人寸脉洪紧，尺脉沉濡，此为阴阳反逆，主男破女家，女破男家。诗曰：

男尺盛弦女尺弱，此中消息逆阴阳。男儿妨害女家户，女子破却男家庄。

雨打孤桐格

肝脉弦实而强，来去疾速，息匀少清者，此名雨打孤桐格之脉，主犯罪远奔，客死异地，埋骨荒郊。如脉见弦实而不长，至数失匀者，乃是假仁假义之徒，衣冠败类。诗曰：

孤桐经雨脉无根，漏网逃刑作远奔。脉若失匀人意诈，衣冠败类假王孙。

飞箭格

寸部脉实而强，尺部脉紧而急，有刚无柔，为飞箭格之脉，主生平情性多乖，作事十有九逆，克妻妨子，家庭多勃逆之事，祸多福少。诗曰：

寸实而强尺紧急，平生情性多乖失。更兼家内祸重重，作事十中有九逆。

羊簪格

羊簪格之脉，六部都见微弱之象，缓而钝，钝而息数欠明，似阴极格而不是，阴极格必推至筋骨方得，此却浮中沉三候俱有。见此格之脉者，主官讼缠身，鬼贼侵害，家中多事，人口不安。脉若逆顺不依其位，至数不分明者，定主无衣少食，一世孤贫。诗曰：

六脉微微缓不通，官非鬼贼互相攻。脉如逆顺多颠倒，衣食难周一世穷。

雁唳霜天格

两手寸关尺六部之脉，推其筋而取之，多内而不出外者，主其人计较心重，度量狭窄，少知心之友。多外而不入内者，其人必奸猾狠戾，心毒无情，他日定要犯法遭刑。诗曰：

推令内而外不内，胸多计较少知心。推令外而内不外，他时触法又遭刑。

飞莺入柳格

右寸属肺，肺宫之脉，要轻浮而带缓者为佳。脉如浮急而强，来去过速者，主刑克父母，妻子，披麻挂孝；或自患痛疽恶疮，脓血流漓，困卧床褥。诗曰：

肺宫浮急又兼强，不损双亲定悼亡。若使家庭不见哭，自身困顿患疮疡。

龟游荷叶格

肾脉弦缓而清，不过浮，过促，迢迢而长，五十至左右不止者，主其人心情恬淡，修真养气，寿同龟鹤，不是好静慕道，参禅隐逸之流；定为休官守己，退闲自得之士。诗曰：

肾部迢迢五十余，脉来指下缓弦居，逸民高洁遐龄享，慕道休官自息娱。

鹭飞千里格

尺脉牢形而兼浮大，息数促杂者，此为火衰水旺，坎离失和，鹭飞千里之格。其人必面目黧黑，胸怀多诈谋，若三限脉（参看第三编"三限脉诀"）俱见亡失，或散乱不依定位，主离别乡土，东西奔走。诗曰：

脉牢浮大尺中见，心有机谋面黑黧，三限俱亡无所仰，离乡别井走东西。

上列应格诸脉，一共有三十类，凡合于三十类中的格局的，不见得都是好的，也不是全是坏的，其中好歹都有，要言以括之，也不外轻清，重浊，宽长，急短，以分别吉凶贵贱而已。我们不能单看这三十个格局，和三十类中的说数，要拿太素脉总诀通元赋等来合并研

140

究。方能心领神会，入门有益。至于云鹤冲天格，飞龙在海格，等等的名词，并没有什么玄深的意义，不过印证诸种脉象，拿他来做个比喻罢了。

富贵脉

大富之脉

脾宫主田宅，胃主财帛，若问其人富裕与否，须诊右关脾胃之脉。大富之脉，脾胃脉形必微缓宽和，不疾不徐，宽和而不过长，过短，指下浮沉相应，脉息匀调分明，至数常在五十至以上；他部脉亦都匀和称配，不过于旺盛，也不过于衰弱，六部中有生无克，得此脉者必定大富。

中富之脉

中富之脉，也是和匀宽缓，应指清明，与大富的没甚大差别，只至数不及大富，只在三十至开外，四十至以内，不满五十之数而已。

小富之脉

小富之脉，至数只有二十以上，脾脉虽然不差，可是胃脉略带点微弱之形，来迟去疾，不及大富中富之生旺。大富之脉，左寸心宫常见洪秀，彼此子母相应，此则心脉无多洪秀，母力不足，故脾胃不能多得助力，有一点疲弱之象，只成为小富哩。

先富后贫之脉

上一条已经说过，脾胃脉虽然是主富的，但必须要心脉洪秀相应，六部称配适当，方算全美。如得大富之脉，在五十至左右时，心部脉忽然突起跳动，带一点急促者，主先富后贫，有福不能完全久享。

先贫后富之脉

右关脉下指之初，濡弱而涩，来去极迟，息数欠明，候之数十息后，关脉忽转宽长，来去清明，四十至左右而脉形不变者，此主先贫后富，后福绵长。但是，诊得此脉以后，必须再将左寸脉互相参证，如左寸脉洪大秀匀，至数多而脉不中变者，方是母来育子，子恃母力以生旺呢。若寸脉微缓不应，此中犹有缺点，不可遽断为先贫后富之脉。

大贵之脉

大贵之脉，第一要心宫洪大兼秀，息匀流利分明，五十至而不断，两尺脉沉硕有力，长而清楚，迢迢有如箭头者，此必大贵。但心肾两脉虽佳，尤必须肝胆相应，如得上述心肾之脉，佐以弦长宽缓，不迟不涩，至数匀平而分明的肝胆脉，此人必定大贵无疑。上面所说，大抵是属文官极贵；若左手寸关脉急大，右手脾与命门脉出关急促。息匀清明而不乱者，是为武官极贵之脉。

中贵之脉

肝脉流利条长，弦而不过于粗大；肾脉深沉不涩，来去缓润中和；惟心宫虽洪秀相应，至数不满五十而止者，此为中贵之脉。若心、肝、肾三部脉有一失匀或不相应，只为普通之行政官员。

先达后困之脉

寸口脉洪大秀润，肝脉弦秀条长，来而缓和，去则微急，或数十息后忽然中断，寸口脉倏变为细沉而涩者，此为先荣后枯之象，主早年发达贵显，到后落职不能再起，悒郁而终。

先困后达之脉

左手寸关尺三部脉，初下指时涩杂不匀，来去短而不长，渐候渐匀，来去宽长，数十息后，寸关二部突见洪大，弦长，尺中滑润，息匀分明，四十至而不断者，主先困后达，青年不能得志，要到中年时才功成名就，飞黄腾达，官高禄厚，幸福无穷。

富贵双全之脉

左手寸关两部脉洪秀弦长，尺中沉石有力，往来不断，息数清匀；更得右手三部缓大宽和，不太过或不及，至数足而流利者，此为富贵双全之脉。不但富而且贵，有福有禄，兼可永享寿考之乐。

贫贱脉

终身穷困之脉

左寸心脉不见洪大，但有沉涩，按之无力，右关脾胃脉应指不明，乍大乍小，乍浮乍沉，往来参差，息数纷乱者，此为终身穷困之脉。其或寸口微弱，右关脉滑而急促，往来混浊者，亦主一生贫贱。

乞丐之脉

左部寸关脉微细不明，涩而不扬，脾胃脉奔涌莫定，至数难明者，主少食无衣，忍饥挨冻，乞丐之脉。

盗贼之脉

寸关两部脉粗而又滑，滑而且涌，息数指下难明，兼以两尺脉微软者，此人不为强盗，定做窃贼。又：六部脉混浊纷乱，指下如撒沙一般，难分浮、沉、迟、数者，不是偷牛屠狗之流，定是积年老贼。

父母妻妾脉

得父母生旺之脉

左尺脉沉滑而有力，至数足而分明者，可得祖父福荫，家丰食足，父母安乐健康。右寸脉轻浮清利，左寸脉洪大缓和，息匀均分明不杂者，子得父力生旺。右寸同前，左寸洪实宽长，脉形明净，来去匀调者，子得母力生旺，有兴无败。此为得父母生旺之脉。

刑克父母之脉

左寸脉洪而弦大，弦大兼散，尺中濡细者，定主克父。右尺部濡细，心脉缓平而散者，定主克母。若右寸微弱，左寸洪弦急促，息匀少楚者，此为双克父母之脉。

得妻力之脉

右关脉宽缓，匀长，清秀，不大不小，不疾不徐，应指中和，兼以右寸大肠脉微缓，不见洪实之象者，此有贤良而富厚的妻子辅助，得力成家。又：凡尺脉弦长而大者，主患便血，若无此患，是为得妻力之脉，定能获得妻子的奁资而成富庶。

不利妻妾之脉

两尺部沉微不扬，短而又涩，大肠脉反而洪弦，或左尺脉涩大而伏者，此为不利妻妾之脉，主内助无力，妻妾不死即病，绵延床褥，终年医药，难享闺房之福，有钱用尽，家道衰微。

妻妾淫荡之脉

右寸肺与大肠同取，脉浮而应指分明，势如奔涌，脉息无停者，此为妻妾淫荡，败乱家风之脉。

兄弟姊妹脉

得兄弟帮扶之脉
命门与心脉洪秀相应，来去匀和，不见纷乱，更得左关部弦滑应指，右关宽缓而不软弱者，此为兄弟众多，得手足帮扶之脉。

得姊妹帮扶之脉
左寸脉浮大分明，往来匀和流利，兼以命门脉洪缓相应者，此为得姊妹帮扶之脉。

不得兄弟姊妹之脉
左寸脉宽缓而细，脉形失楚，至数不足，命门脉洪弦而紧，寸与尺两不相应者，非但不得兄弟之力，且有刑克。若心脉动而洪实，脉形浊，至数杂，命门脉细而缓涩，指下来去不明者，主不得姊妹帮扶之力，兼有伤克。如姊妹已出嫁者，刑伤可免。

子孙脉

子孙光茂之脉
尺部脉弦长满指，不过劲、过大、过滑，来去清匀流利，至数足而有力，心脉洪实明秀，南北相应者，主有肖子贤孙，兴家立业，荣宗耀祖，是为子孙光茂之脉。

子孙不肖之脉

左右两尺脉细微而滞，来去无力，息数参差失调，心脉见粗大紧促，频来指下者，主有不肖子孙做贼为盗，羞及父母，破败家风。

多子与乏嗣之脉

左右两尺部沉而不浊，实而有力，往来息匀分明，至数多而脉形不改者，此为身强体健，精力充足，一生多子之脉。两肾脉沉微而濡滞，来去不匀，至数不足，或轻浮泛泛无根，息匀杂乱者，主终身无嗣。

以上所列太素诊断下之富贵，贫贱，父母，妻妾，兄弟，姊妹，子孙诸脉，对于人生有关系的，可说已都包括在内。我们如将这脉理研究精通，参透三关六部，只要手脑并用，凝神静坐，将自己的（或别人）脉息仔细一诊，所有穷通，祸福，疾病，生死等，都可以推察明了，预为勉励或趋避慎防，不必再去请教那谈星论相的江湖术士，听他海阔天空，画蛇添足的说法了。尚有智慧，愚笨，慈祥，狠毒，以及僧道，隐逸，奴仆，车马等脉，因为已散见于前两编中，为避免重复，不再多说，请拿各篇互相研究参证，自能明白而凭脉推断哩。

星辰诸脉

岁星肝脉

肝部脉见洪弦缓长，往来均匀的，人必有智有勇，能作能为，不为文治派之名人，定作横枪跃马，替国家民族争光荣的武士。脉若浮洪而急，定有虚惊受吓之事陡然发生，宜小心预防。肝脉如见微小和沉细，此人必懦怯无能，见杀鸡也要心惊逃走，常被人欺侮而不敢反抗的。

火星心脉

心脉应火星之象，脉形洪大而浮，举按之阔而且长，往来匀秀，不见疲软之形者，主成大事，立大业，不为政治上重要人物，亦作社会闻人，商界巨子，八方景仰。如脉来过于浮高，或过于沉细，主早年不甚得志，要到中年，事业才能成就。脉若细弦急促，应指连连不断，其人必鲁莽性急，万事不加考虑，说做就做，中途有失败之忧。如指下脉形轻浮无力，或脉小而迟钝者，一生运命多蹇，事业少成功之望。

土星脾脉

土星主中央脾宫，此脉得轻缓微浮，不过快，过慢，过大，过小，候之良久，脉形不改者，一生安居乐业，衣暖食饱，无忧无虑。若脉轻缓太过，息数慢极，变为濡迟之象的，这是不及，不能与前脉相提并论，主少年落魄，离乡背井，奔走东西。脾为中央之土，要取轻缓微浮，来去均匀，得中和之象的为佳。若见浮弦而带紧促，此为肝来克脾，有病必伤风泄泻，胃呆闷食；无病者定是呆头呆脑，粗蠢无知之人。

太白肺脉

肺脉浮缓宽柔，清而不混，来去中和秀利，顺而不逆者，此为富贵儿郎之脉。如下指洪而不粗，紧而能匀，往来不杂，至数清长者，不为主干戎机，发号施令，在军马中度生活的；定作高坐堂皇，平衡审判，执法如山的高等法官。脉如洪大兼急，灾祸来临。

罗睺肾脉

肾脉沉大有力，按至着骨方得，息匀分明者，其人必面容方正，双目光芒，多谋足智，为高级官员。又：两尺中沉滑而长，脉形清楚，有如珠圆水流者，必能执掌十万兵权，为祖国争光，立功边隅，威震异族，名标青史，千载流芳，如班定远一流之伟大人物。

老病之脉

老病之脉，要微而细弱，与病相合，虽然终年困顿，倒不见得就到死期。若逢脉来洪大兼浮，或弦紧带促，此是反逆之象，脉见死期近了。

少年之脉

少年时血气方刚，不问有病无病，脉要洪盛有力，来去分明，不见软弱者为顺。有病可医，无病亦得生旺发达。若脉形细弱兼代，息数失匀，必定环境多困，所事不遂，有病则药石难医。

阴阳反证之脉

有病见四肢逆冷，脉洪大而来去迟缓，外表虽是危险到了极点，可是有药能投，多少有一点挽救的希望，不见得立刻要上死路。但若全身如火炭燔灼，它的脉象不见洪数，反而沉微细弱者，这可不能施救，便施救也无效，那是死多活少的。此等名为阴阳反证之脉，脉学大家王叔和氏多曾论过呢。

杂脉

三关脉忽长忽短，来时紧急，去亦如此，息匀少楚者，其人必身弱多病，孤寒困苦。若两关脉大，上至寸口者，眼前虽是困穷，将来必能发达，可得意外之功名富贵。

男子过了八八六十四岁，要尺中脉见浮大，寸口脉促，倒是吉兆。女人过了七七四十九岁，反而要寸中脉见旺盛，尺中脉沉，如此方佳。不论男子或女人，如若到了这个数目的年纪，尺寸脉见相反，不合于上面的说数，那么，不是生病定是死，这是很有准验的。

男子过了花甲以外年纪，他的寸脉和尺脉，合着上面所说，当然是有福有寿，无灾无病，再好没有了。可是尺寸脉必须要互相应合匀和，方得为佳。如若尺与寸部都见浮弦洪大，来去急强者，要提防中风卒厥，跌仆昏迷，痰鸣气促等急症，如新医所谓脑充血的证象，那倒是十分危险呢。

第六编 女子太素脉

女子太素脉总诀

太素曰：右尺部脉定女子己身，兼定婢仆使女。右关脾胃脉定翁姑，又为财产。右寸脉为父。左关肝脉为夫主正官，兼定兄弟。

左右寸脉常弱者，为顺，主有德性，贤良能干。脉若太过，为逆，主无涵淑而性急，或泼辣凶悍，薄福德。

尺部脉常沉清而缓，带如珠之状，息数匀和者，是为顺，主贤惠明婉，有大福德。大沉大急者为逆，主不得圆满之姻缘，美好之丈夫，福薄禄少，难享家庭之乐。

右关脉为尺相胜，女必端贞贤淑，顺事翁姑，和敬安居。为青龙脉辅，荣旺丈夫，蕃衍子嗣，有肖子贤孙克家兴业。为朱雀脉辅，主勤俭起家，夫得内助之力，奴仆众多，田地丰盈。螣蛇脉辅，夫妻互相敬爱，家庭快乐，衣丰食足，一生称意。元武脉辅，主兄弟众多，姊妹和爱，比和协顺，相互帮扶。

如成年后早见青龙脉辅，是春情早动，心多淫念，思男不释。如勾陈脉来沉细，没有青龙脉相辅，多妨丈夫，早年无子，不是佳兆。（青龙朱雀脉等，可参看第三编"六脉守官"篇。）凡诊女子，要以右手为主，推断吉凶克应，法与男子同。

定女子贵贱诀

贵脉相逢，必然金水相生，贱脉却无土制水，脾衰而水旺呢。女子左脉为夫，右部为己身之脉，属水，须得脾经相辅为妙。若脾脉过弱，肝肾之脉太旺，无土制水，是为水土失协，主夫家不顺，翁姑失爱，平生多淫乱，一夫不能满足心意。若脉如柳絮，轻飘应指，随风上下者，此女一生身心无定，劳而贫贱。如得肺脉生旺，金生肾水，早年得父母之爱，为人尊重，立身贞洁，此为贵格，定得己身荣幸，后福无量。因金水相协，金性重，得水而沉，故能根基稳固。

心、肺脉见弦而带涩，息数少明者，定为娼门之女，苦恼微贱之极。女子右尺为主，如肾脉清沉，肝脉浮长，是为壮水生木，嫁后必得丈夫欢心，夫妇敬爱，女子系生，终身有福。若两尺先大后小，往来濡缓者，主夫妻晚年劳碌，万事不如先前。尺脉有力，肝脉弱而不浮，此女平生不得丈夫之意，生子又不得力，终身波喳。反之，肝脉过旺，尺脉缓弱者，不论已嫁未嫁，主身无结果。

寸关脉先浮急而后沉缓，尺脉弦明应和者，先为娼，后为良，晚年安乐。心脉太过，尺脉弱而涩者，定为他家奴婢。心脉中和，尺脉不弱不涩，息匀清明者，定是聪明智变，治家勤俭过人，多招婢仆，衣丰食足，安富之妇女呢。

定女子吉凶寿夭诀

男子左手为主，女人右手为主。如右肾脉弦大，来去分明，息数匀和者，主丈夫荣贵多禄，寿元长久。脉若沉小无力，或往来急促者，必贫贱而少寿。若脉微而涩，主平生多病，乏子息，刑克又重，半生孤独，衣食难周。如脉得滑而清缓，必为名门之女，丈夫多才名高，伉俪和谐，子女绕膝，终生享乐。

凡妇人女子之脉，要洪顺而匀缓，沉中得滑，尺中脉大如珠，沉实而不浮急者为最佳，或富而多寿，或贵而有子。如若相反，贫困而夭。若脉得细清而匀，但尺脉不实而浮者，虽贵无子。脉芤而软者，不寿。

分别女人性格法

右寸肺脉大，左寸心脉细弦者，此女必性偏嫉妒，有己无人。心脉细涩，肝脉沉滞，往来少清明之象者，此女性多疑忌，而乏决断之力。肝脉浮弦而大，息数紧急者，禀性刚烈多怒，有男子强项之风。肝胆脉弦洪而清长，息匀中和，不见杂乱者，容如桃李，性若冰霜，端淑严正，懔然不可侵犯。心脉大，肾脉滑促而至数密者，工心计，具巧智，器量却狭窄不能容物。脾脉缓匀，六部相生者，性灵贞洁，言德温和。肺脉浮涩而短者，气度最小，如遇吃亏或不如意事，便哭泣不肯休止。

诊女人月经脉法

妇女之脉，前编已约略说过，她的脉最好尺中要比寸中旺盛，这才合宜。说起月经，倘使脉形如常，虽月经或前，或后，或多，或少，或一月不来，也不能说她是有病。因为六脉如常不变，根基很好地，月经前、后、多、少，或是一月不来，此为生理上或然的变化，对于安康问题没有多大关系的。

但是，如诊得寸关两部如常，尺绝不至，或至亦弱小不扬者，此乃小腹肠胃有积，痛上抢心，月经不利也，脉见病见。脉若沉而缓者，此为下虚，而月经反要来多了，这要预防！若虚微不利，不汗出者，月经两个月必来，俗语所谓"闲月"是呢。脉若三部浮沉一止，寸关微涩，微是胃气虚，涩为精血不足；尺微而迟者，微为无精，迟是阴中寒；此名居经，三月一来，虽来而血渐少，或后竟不通，如曾堕胎或生育多者，定为血枯。内经上说："二阳之病发心脾，有不得隐曲，女子不月。"原因心事不足，以致脾无力磨食，故肺金失养而气滞不行，肾水不旺而血日益枯，初时参前参后，淋沥无时，脾胃衰甚，变为溏泄身肿，如若失治，便成癥瘕痨瘵了。

心脾病发，关伏寸浮，心事不足，左寸脉见沉结，仔细参之。少阳脉卑沉，少阴脉细者，经水不利，血化为水，瘀血闭塞胞门，名曰水分，先病水而后经断，故病易治。若寸脉沉而数，数为阳实，沉为阴结；趺阳脉微而弦，微则无胃气，弦则不得息；少阴脉沉而滑，沉为在里，滑则为实，沉滑相搏，血结胞门，经络不通，这叫血分，先断经而后病水，所以此病却难治。凡此所举之脉与病症，都与月经有很大之关系，诊太素时也须审察明白。

诊女人妊娠脉法

妇人有孕之初，脉平而带虚，寸脉微小，呼吸五至，浮沉正等，按之不绝，若无它病而不月者，定是有孕哩。有孕三月，阴搏于阳，气衰血旺，脉正相当，肝横肺弱，心滑而洪，尺滑带散，久按益强，或关脉滑大，或兼代止。作渴而脉迟者，胎元定有损伤。但若寸关脉调而尺脉绝者，此乃经病，（参看前篇）不是有孕，须要细辨。

素问曰：阴搏阳别，谓之有子。说尺寸少阴动甚，别有阳脉搏手，心主血脉，肾为胞门，其故如此。然血为阴，气为阳，血旺气衰，也是阴搏阳别之义。故脉诀道："肝为血兮肺为气，血为荣兮气为卫，阴阳配偶不参差，两脏通和皆例类，血衰气旺定无娠，血旺气衰应有体，寸微关滑尺带数，流利往来并雀啄，小儿之脉已见形，数月怀耽犹未沉。"又道："两手关滑大相应，有形亦在通前语。"

王叔和氏把左肝右肺分气血衰旺，又把寸尺分气血，寸微为气衰，尺数为血旺，关滑者，滑为血多气少呢。但尺脉滑疾，带散带代，如雀啄稍停者，乃是胎气盛而闭塞之故，此时如作渴脉迟，欲成水肿腹痛者，胎元必堕。

或说：脉诀"尺滑有间断为经病。"此说不是相反了吗？其实经病之脉，尺部滑而必带缓弱迟涩。妊娠之脉，却尺滑带数而实，左关滑大为男，右关滑大为女。经病与有孕，男胎或女胎，全在这几种脉象中辨之。

凡关上一动一止者，孕一月。二动一止者，孕二月。三四动一止者，孕三四月。原因中冲应足阳明胃，主三四月。少冲应手太阳小肠，主五六月。太冲应手阳明大肠，主七八月。凡胎在母腹之中，满四个月分，形质已具，左手脉滑疾实大为男，右手脉滑疾实大为女，左右俱滑疾实大，乃是双胎。又：诸阳脉为男，诸阴脉为女。脉诀道："左手太阳浮大，男，右手太阴沉细，女。"脉经说："左手浮大为男，右手浮大为女；左手沉实为男，右手沉细为女；尺脉左偏大为男，右偏大为女；左右俱浮大有力者二男，左右俱浮细有力者二女。"诸阳为浮，诸阴为沉，凡浮、大、滑、数诸阳脉，皆是男；凡沉、细诸阴脉，皆是女呢。又：诸阳脉在诸阳经为男，诸阴脉在诸阴经为女。若阴阳混淆，女作男生，男作女生。

脉诀道："左手带纵两个儿，右手带横一双女，左手脉逆生三男，右手脉顺还三女，寸关尺部皆相应，一男一女分形证"。左手带纵者，如心沉、肝浮、肾缓，这都是夫乘妻脉，上下直看，往来流利不绝，气血之盛，故生两男。右手带横者，如肺弦、脾沉、肾细，这都是妻乘夫脉，推之横看，满指无间，气血之盛，故生两女。左手脉逆者，如心弦，肝滑，肾微浮，都是子乘母脉，自下溢上，往来流利，气血盛极，故生三男。（编者按：民国十四年三月廿八日，我乡于姓妇曾一产三男，余曾目见。）右手脉顺者，如肺缓，脾洪，肾弦长滑，都是母乘子脉，自上流下，往来疾速，气血盛极，故生三女。纵即左手太阳，浮大为男。横即右手太阴，沉细为女。逆即左手沉实，为男。顺即右手沉细，为女。

五月孕脉虽喜见疾，但要不散大为佳，如太紧太数，必致漏胎。大缓而迟者，必腹胀作喘。脉浮者，必患水肿。六七月之间，脉喜实大而长，牢弦强紧者生，沉细而涩者，要防堕胎。若丹田气暖胎动者，治还容易。胎冷若冰者，不易调治。脉弦而发热恶寒，其胎踹腹，腹痛，小腹如扇子，这是脏闭，宜用药温之。若少阴脉见微紧，这是血养不周，双胎一死一存，胎动元，或因跌仆，或因惊恐，或因劳力，或因食热，或因房事，轻则漏血，重则血下如同月水，血干胎死，气无血制，上冲心而腹闷痛，若面、目、唇、舌都见青色者，要子母俱死。这不独七八个月如此，十个月内都有，凡有孕的，要小心慎防为妙！

妇女脾脉散大而不匀至的，一生生育多女少男。脾脉先小后大的，生女，若先生男，主不育。凡肾脉涌而向后者，定为遗腹子女，是其父先死而后生下的。

诊女人临产脉法

凡怀孕足月之女人，她的脉诊得一呼六至者，名叫离经脉，脉见将要生产了。人之呼吸，一日夜一万三千五百息，脉行八百十丈，周而复始，从初起之经再起。（此说明已见本书第一编中）今因胎在下堕，胃脉已离常络之处，不从所起之经再起，故而叫作离经。脉沉细而滑，乃是肾脏本脉，或脉沉有如无者，产在顷刻了。脉见浮大，定致难产。若身重体热，寒热频作，这是凶象，急看面舌气色，逐胎救母。

因为面乃心之华，舌乃心之苗，忌见青与黑色，如见青色，乃是肝虚不能藏血，胞浆早破，胞胎干涩不能转动，必须施行手术，但很危险呢。见黑色者，是肾水克火，更属凶险，子母俱死。如舌色虽青，面色却不青而赤者，心血流通未滞，子亡母活；但若死胎不下，母命亦危。

产后之脉，最好是见缓滑，若得沉细，也还合宜。因为产后以胃气为主，脉缓滑者，脾胃和而无病，若见实大弦牢，乃是肝来克脾，不是好兆。沉细也合宜者，因产后气血大亏，脉当沉细而见虚象，但若脉来涩疾不调者，是损血多而心绝，很为危险的！

女人诸脉

春云出岫格

女人六部脉悠悠慢慢，不涩不疾，阴、阳、尺、寸中分别明爽，息匀中和者，此名春云出岫格之脉，主美而有才干，贤良贞静，相夫克家，亲族称道，幸福终身。诗曰：

慢慢悠悠动似云，阴阳尺寸朗然分。贤良贞静才兼美，巾帼班中独出群。

坎离济位格

脉来指下轻清匀秀，六部俱调，更得心肾脉不亢不弱，明顺而至数不杂者，这是坎离济位之格，若得此脉，定主女性刚柔互协，既不暴躁，也不懦怯，贤明而具计智，果敢而有决断，生旺夫宫，福德沉厚，必得风流诚爱之丈夫，夫妻和悦，富贵两全，子孙昌盛，齐眉终老。诗曰：

轻清指下秀均匀，水火安和脉绝伦！夫妇齐眉双富贵，好将幸福享终身。

风卷残荷格

关中脉频频而动，动而且疾，疾而且长，息数混杂难明者，这是风卷残荷格，凡见此脉之女人，主平生多愁少乐，刑克重重，夫亡子又死，有二三子也要死尽，但哭无笑，自身孤独，将来死于女儿家里，也有一首论脉的诗在下。诗曰：

关中脉动疾且长，息数难明最不良。夫死子夭家破败，己身剩在女家亡。

桃花逐水格

桃花逐水格之脉，寸关尺六部俱浮，指下轻柔之极，脾宫更浮而柔软，有无力之象，女人得此脉极不佳，在家未嫁的，她的父母不死则离，难得快活。若已出嫁，定随贫而又贱的丈夫乞衣觅食，东飘西荡，冲风冒雨，劳手疲足，终生没得安逸之日。诗曰：

六部俱浮指下柔，太阴宫内更柔浮。天涯地角随夫走，有似桃花逐水流。

蓝田种玉格

尺部脉滑而匀，按之不绝者。这是有孕之征。三部脉浮沉分明，按之不绝，也是有孕。大抵血旺气衰，有孕可必。血衰气旺，不易得胎。所谓父精母血，合而成形，母血衰耗，当然是难以成胎的。诗曰：

尺中不绝须怀孕，三部浮沉亦有期。血旺气衰胎必得，血衰气旺定无儿。

天上石麟格

寸口脉来宽而兼缓，是必有娠，秋后定产男儿。有孕脉往来之中，忽然见沉滑的形象者，临产期近了。脉若紧细，产生时日迟速，尚不能即行定断。诗曰：

寸口脉来宽更缓，定当秋后产男儿。忽然沉滑育麟近，紧细须知未有期。

蕴玉藏珠格

有孕之脉，要左右六部详细诊察，左手太阳脉浮大的，为男胎。右手太阴脉沉细的，为女胎。脉经说：左手沉实为男，右手沉细为女，尺脉左偏大为男，尺脉右偏大为女。左右六部脉阴阳、大小，最要分别清楚，如诊得右部脉弦及偏大者，为女；左脉浮而偏大者，定是男孩。诗曰：

孕本浮洪沉并滑，更将左右定阴阳，右手脉弦应是女，左边浮大必男郎。

荣枯成败格

此格脉全要心脉作主，荣枯成败，都在格中推断。如心脉长而匀秀，母可得子力昌旺。心脉微小，应指欠清明之象者，母要克子。心脉洪大而散，妻必克夫，难享偕老之福。心脉沉细不足，要克二夫或三夫。大抵此一格脉，要清长匀秀为上，洪散，沉细，微小，都不是佳吉之脉呢。诗曰：

心宫第一是清长，有子能将家业昌。洪散沉微都见克，半生灾晦器难量。

富贵贫贱脉

富女之脉

女人以右关脉定翁姑，财产，左关脉定丈夫。如右关脾胃脉清缓宽和，往来流利者，必得翁姑见爱，自家亦敬顺无违；兼得左关肝脉辅旺，脉形清弦匀秀，至数合度，定主夫妻和爱，夫家昌盛，田宅众多，米谷丰盈，车马具备，奴仆成行，呼衣即衣，思食便食，富而安乐，一生享用不尽。

贵女之脉

贵女之脉，第一要右部寸尺金水相生，如得肾脉湛清不浊，息数分明；肺脉轻浮相应；主为人尊重，见识远大，未嫁时得父母之力，既嫁得丈夫之爱，夫为上级官员，贤声早着，妻子亦因夫而贵，安享荣华。

贫女之脉

右关脾胃脉弦而兼急，涩而不调，往来息数混杂，兼以左寸心宫细软无力者，这是贫女之脉。

贱女之脉

凡心脉动疾太过，尺中软弱无力者，必为妾媵奴婢一流，供男子玩弄或驱使，苦而下贱。若肝胆脉弦紧涩硬，定为娼妓，倚门卖笑，迎新送旧，把皮肉供人糟蹋，下贱可怜！如肝脉过弱，先浮后急，得沉和弦，于尺下来去，必先为娼，后从良，到后尚有一点自由与幸福之希望。

贞淫脉

贞女之脉

要知女人贞洁与否，首先要辨尺脉。如两尺条条而动，不急不乱，往来明楚；右寸肺脉轻浮清利，至数宽长，候之良久而脉形如常者，此女必芙蓉其面，冰雪其心，贞洁自重，不曾有过一点淫乱之念，真正的处女哩。如得命门脉洪盛，肾脉沉涩者，女子主端贞贤孝，敬事双亲；妇人主好清洁而多子息。

淫女之脉

女人之脉，喜脾宫健旺分明，不亢不卑，介于中和的最为佳妙。若脾脉过弱，肾脉太旺，兼有一点急疾之象者，这是土衰无力制水，水起波澜，主生平荡检多淫，性神经常起冲动，一夫不能满足畅快。如脉如柳絮因风，轻飘上下者，主身心不定，朝秦暮楚，作态装娇，吸引男人，至后比之路柳墙花，任人折采。

多思不遂之脉

室女尺脉浮洪盛大，寸口濡迟，面黄肌瘦，眼角窥人者，乃是怀春不遂，心神飞乱，肾水泛波之征。若尺部脉洪紧而速，按之往来不断者，是情窦已开，正在怀春。脉若沉微欲无，不多应指，外见四肢倦怠，似寒似热，面赤音低，目光斜弱，此乃久思未遂，悒郁成疾，即所谓"相思病"是呢。

情怀畅适之脉

室女尺中脉洪盛而散，左寸心脉动，兼有匀长之形，至数足而有力，按之无改者，是已心肾构和，气舒血旺，神魂宁泰，意志畅适，所思得遂，室女而见此等脉象，已非贞洁之身了。脉若沉微细涩，六部动静失常者，定患血冷，带下，崩中等症，若不早施治疗，必致根深蒂固，药石难图，不可忽视。

太素脉诀全书终

编后话

这一本五六万言的小册子，小小的一册，乃是我个人研究太素脉后，集合各家的学说而编成的。历来精明太素脉的名家不少，像詹氏、李氏、彭氏等都有著作流传，不过编著上太驳杂不纯，展开书本子来阅读，实有茫无头绪之苦，又兼书中科举功名的色彩太浓重，且满含封建专制的思想，和神祇社土神怪的说数，实与现代社会大相反背，编者于此等处一概屏弃，将本书分为六编，每编又分子目若干，章节朗列，并附图表数种，以便阅读之参考。我这样的工作，虽不能说合乎科学，编著得如何地好，然使阅读研究起来，至少有一点眉目可寻，有一层层的阶梯可登，不致心目撩乱，茫无头绪哩。

我们在读书的时候，不论读的是什么书，第一要精神专注，心眼并用，尤其是本书一类，务须细加玩索，一个字也不可忽略过去，错了分寸，失掉丈尺，这是大意不得的。我们只看一条脉诀之中，吉凶，灾福，有病，无病，每在一二个字眼里分别说明，粗心放过，精意难明，如何会得有益。所以我要叮嘱读者，千万不可仿效晋朝陶渊明的读书法，来一个"不求甚解"，囫囵吞枣，那便要无门可入的。

本书脉诀中有许多字眼，如：动字，微字，紧字，疾字，长字，等等，每一处的应用不同，切不可死执住一个意义来解释，须要按照着那条脉理，看清它的文句，仔细分别明楚，方可免却含混错误。本书中如此一类的字实在很多，不能详细地一一举出，全在读的时候自家去细心理会。

编者的一点意见，已在序言中说明白了，这里也用不着重说。